치매 예방 컬러링 북

누구나 쉽게 따라 할 수 있는
그림 색칠하기

김지영 엮음

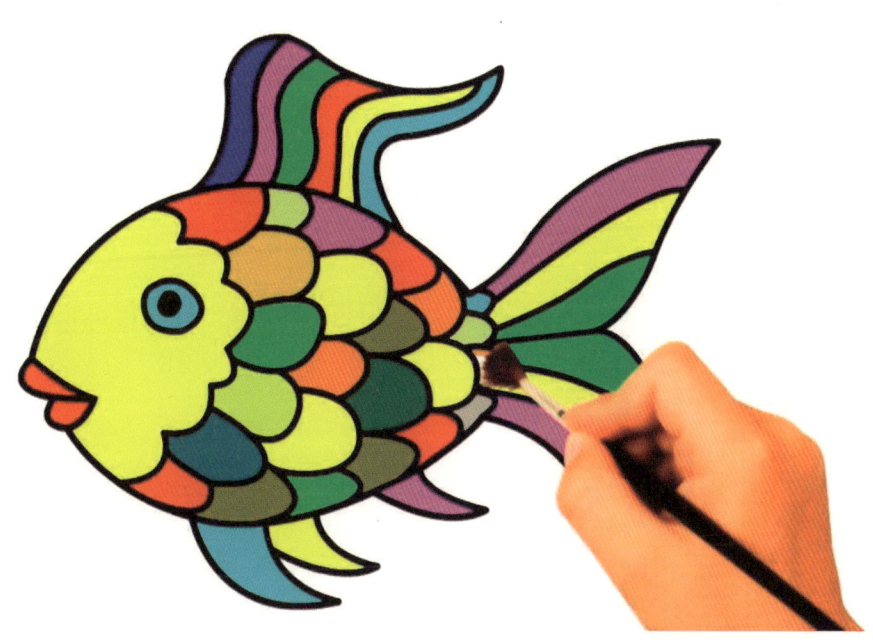

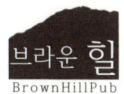
브라운힐
BrownHillPub

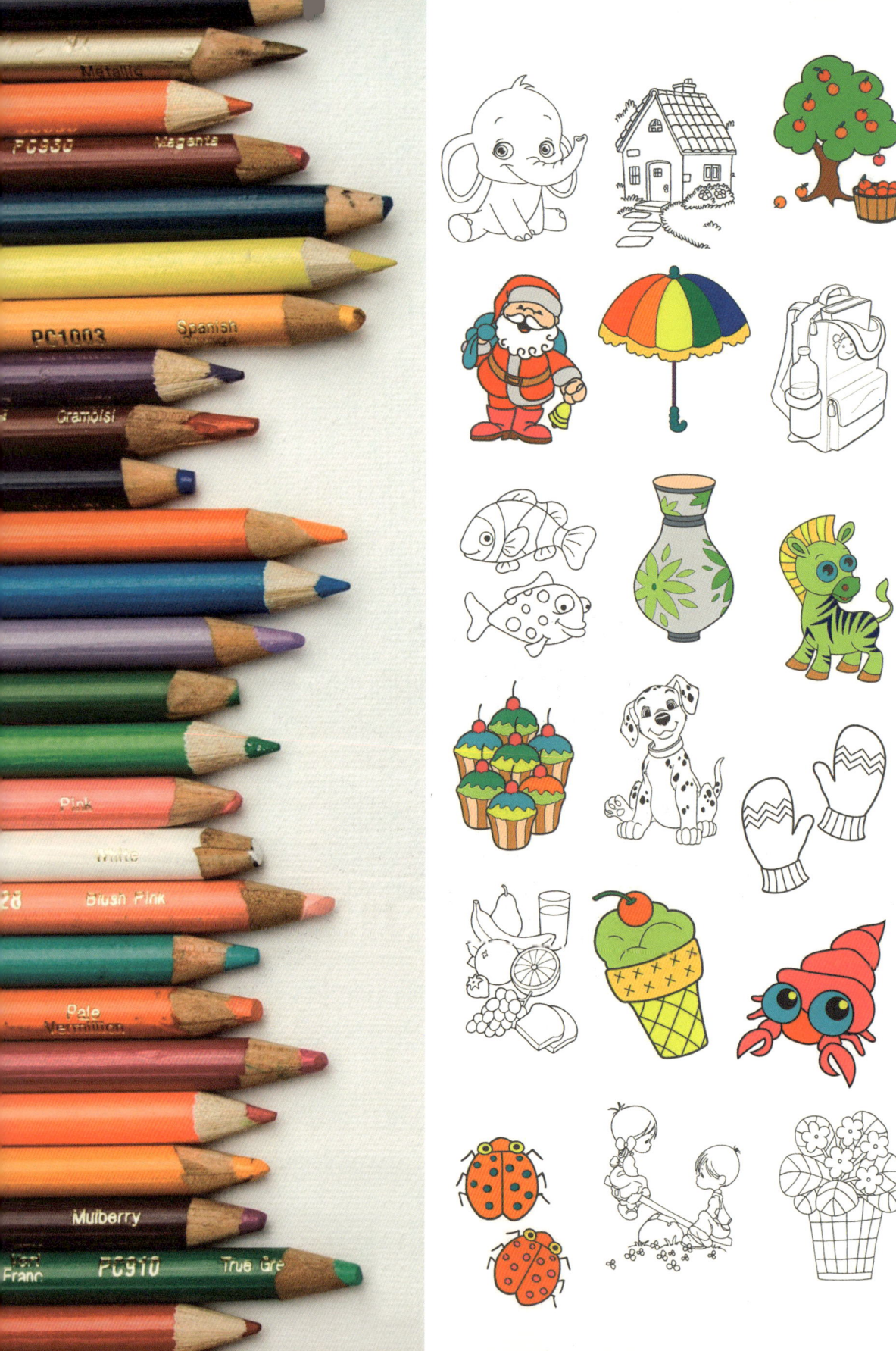

책을 펴내며

통계에 따르면 2020년 현재 우리나라 인구 약 5,180만 명 중 16.5퍼센트가 65세 이상인 고령자로 나타났습니다. 그리고 가까운 시일 안에 이 비율은 20퍼센트, 다시 말해 5명 중 1명은 고령자인 사회가 될 것이라고 합니다. '100세 시대'라는 표현이 실감 날 만큼 평균 수명은 날로 늘어나고 있습니다.

하지만 고령 인구의 증가에 비례해 노인성 질환과 치매 또한 심각한 사회문제가 되고 있습니다. 우리나라 65세 이상 노인 10명 중 1명꼴인 90여만 명 가까이가 치매를 앓고 있다고 합니다. 치매 발병률도 10.3퍼센트로 보고되고 있습니다.

'소리 없는 가정 파괴범'이라 부르는 치매는 누구나 두려워하는 만성질환입니다. 행복한 노년을 보내려면 이런 치매를 예방해야 할 텐데 그 방법은 무엇일까요?

치매를 예방하기 위해서는 손과 머리를 많이 사용하는 것이 바람직하다고 합니다. 캐나다 워털루 대학교 연구진은 치매 예방을 위해 노년기의 기억력을 증진하려면 글쓰기보다 그림 그리기나 색칠하기가 더욱 효과적이라는 연구 결과를 발표하기도 했습니다. 그림 그리기는 시각적인 면과 공간적인 면, 언어적인 요소는 물론이고 손 운동까지 포함되기 때문에 여타의 기억법보다 더욱 도움이 된다는 것입니다.

이 책은 다양하고 흥미로운 그림 62개를 각각 컬러 견본과 밑그림으로 나누어 배치함으로써 누구나 쉽고 재미있게 따라 색칠할 수 있게끔 구성했습니다. 왼쪽 페이지의 견본을 보고 똑같이 색칠해도 되고, 좋아하는 색으로 자유롭게 색칠해도 됩니다. 색연필, 크레파스, 파스텔, 컬러 펜이나 물감 등 20색 정도의 간단한 채색 도구만 준비하면 언제 어디서든 할 수 있습니다.

뇌와 손을 사용하는 색칠 훈련은 치매 예방뿐만 아니라 소일거리가 필요한 분들께 즐거움과 성취감, 자신감을 안겨줍니다. 따라서 할머니와 손자가 함께 색칠을 하며 놀이를 해도 좋고, 친구들끼리 모여서 저마다 색칠을 한 다음 서로 비교해 보는 것도 또 다른 재미가 아닐까 합니다.

그러나 몸에 좋은 음식이라도 과식하면 건강을 해치는 것처럼, 색칠하기를 지나치게 오랫동안 하는 것은 오히려 좋지 않을 수 있습니다. 하루에 30분~1시간 정도 할애하는 것이 적당합니다. 색칠 훈련을 비롯한 뇌 건강 활동을 많이 하여 치매도 예방하고 건강한 100세 시대를 준비하시기 바랍니다.

엮은이

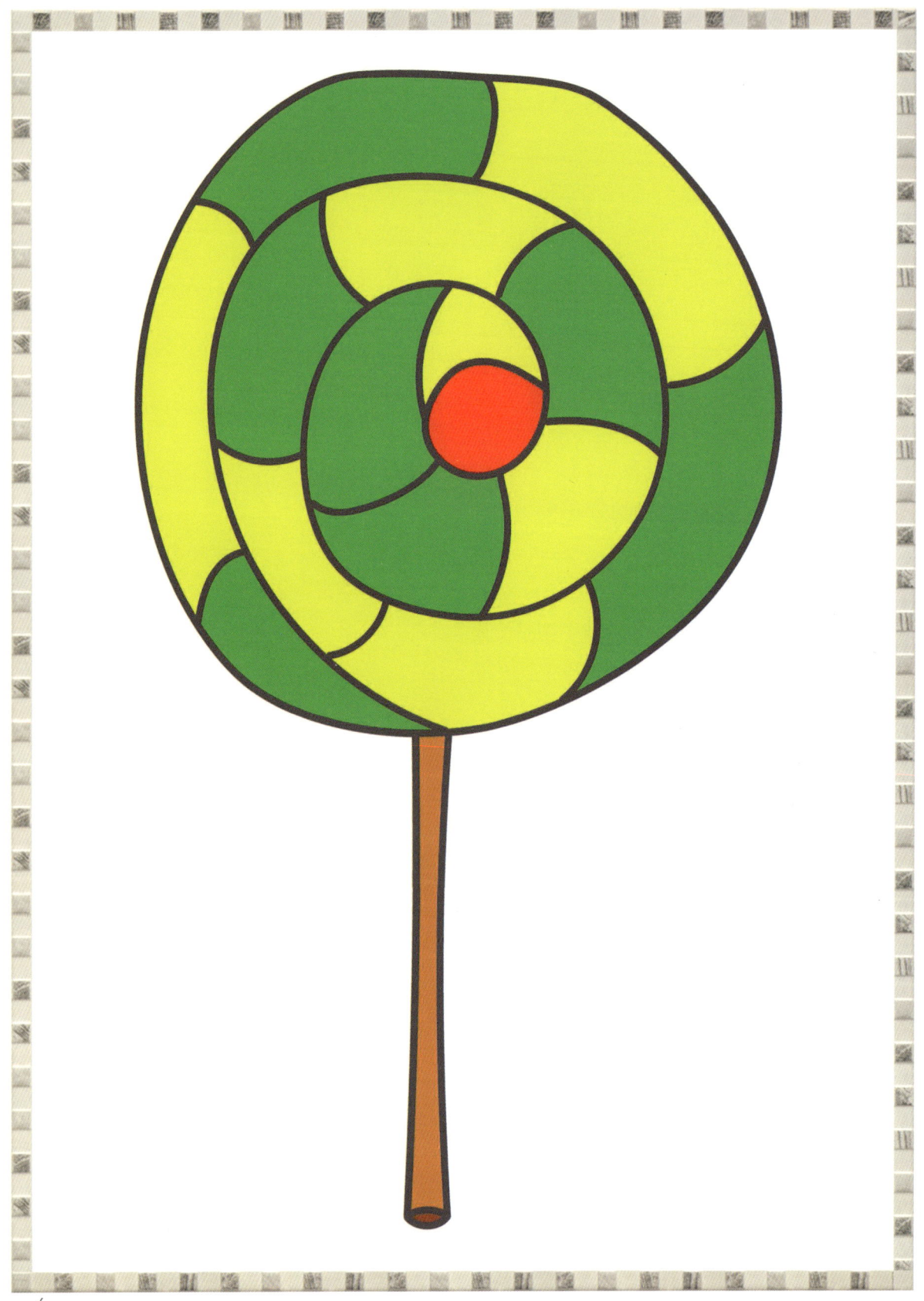

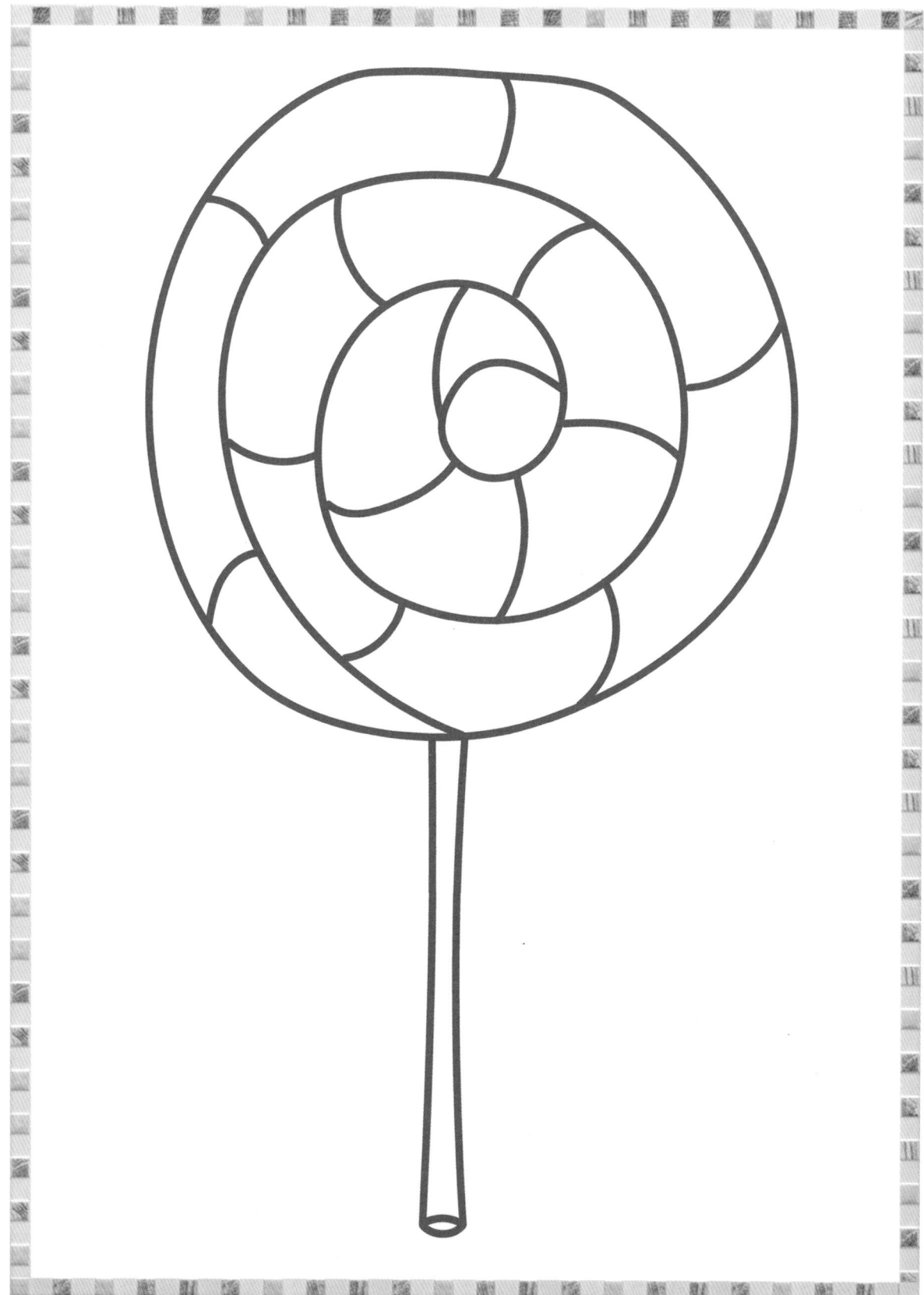

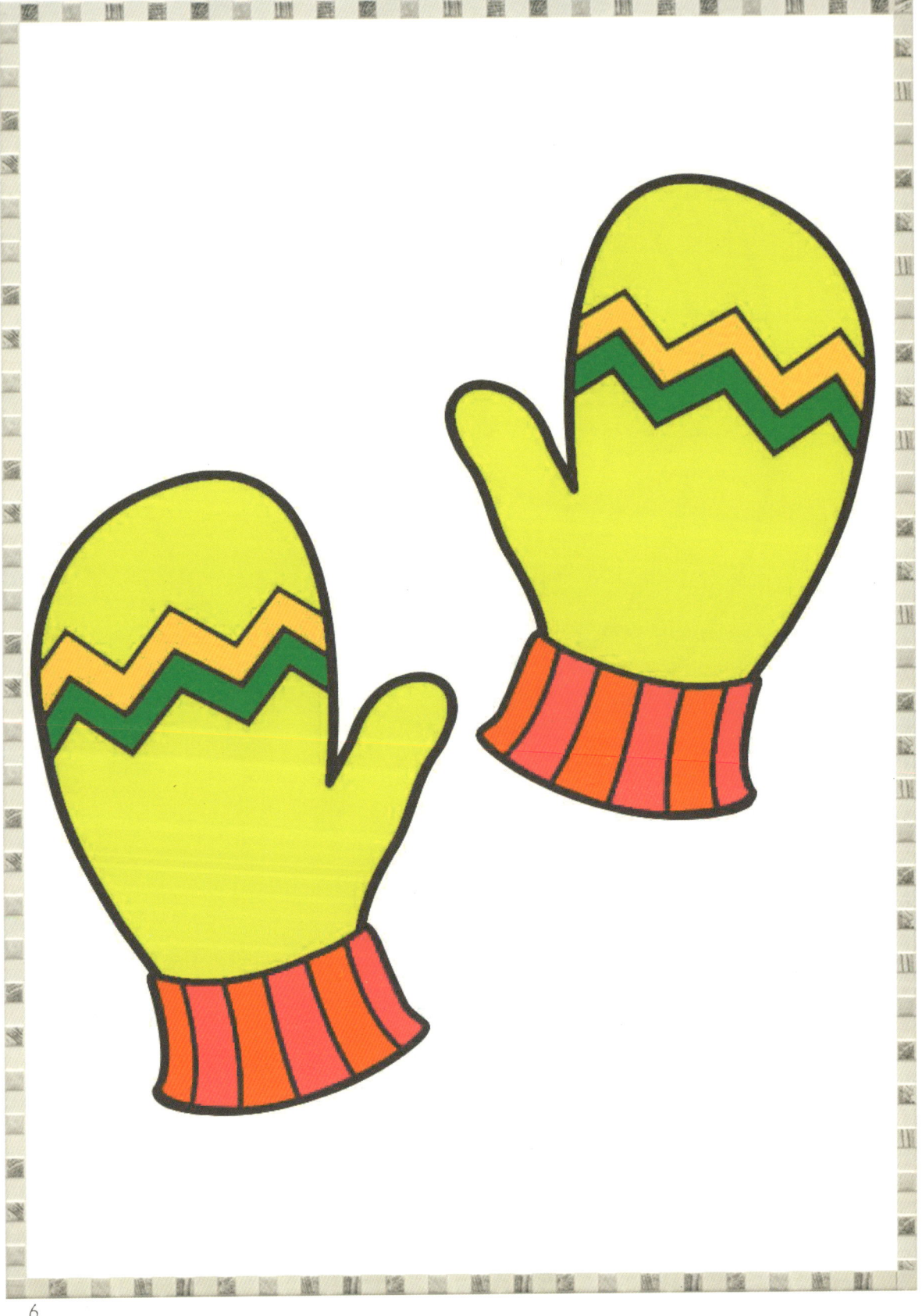

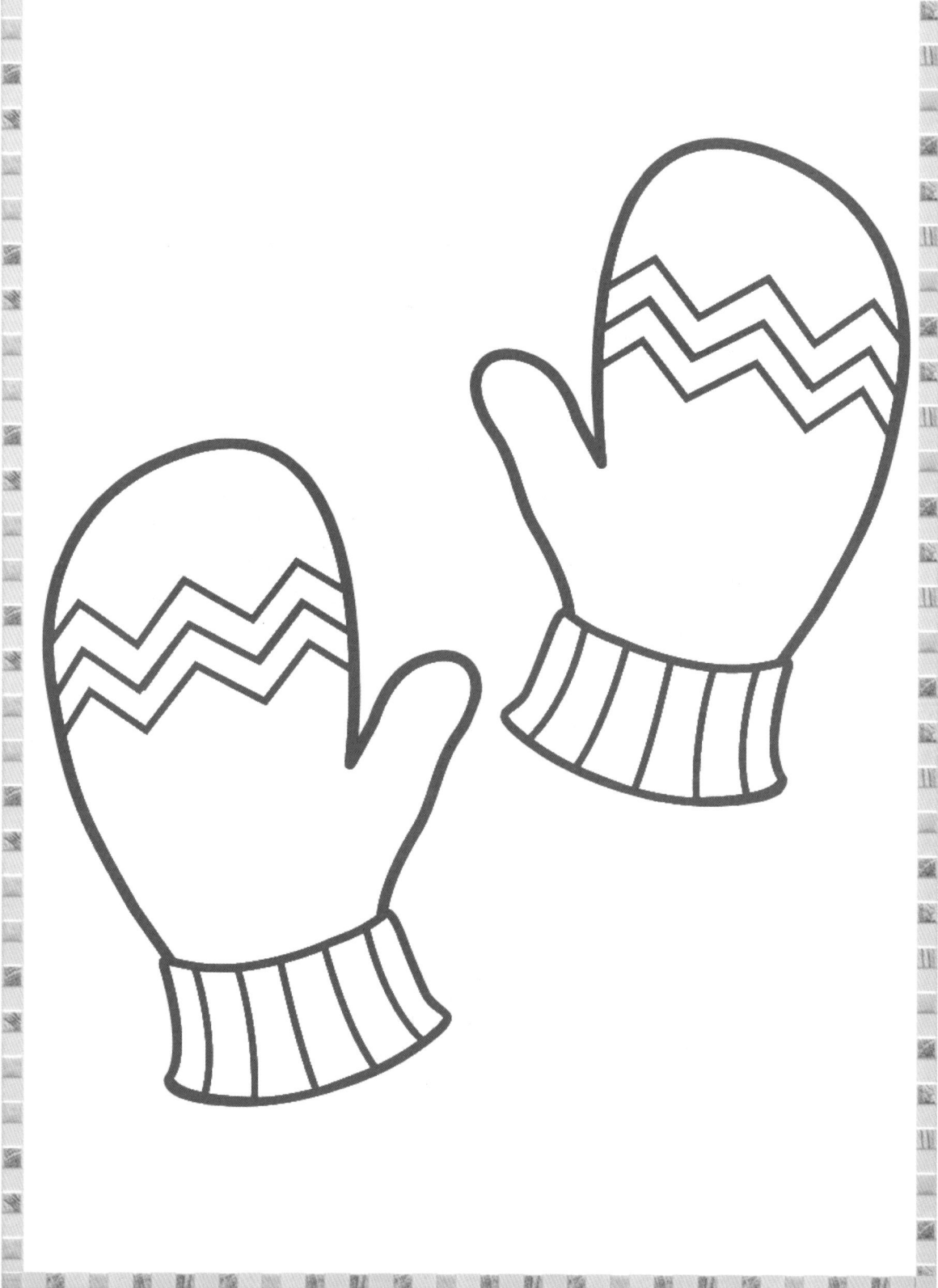

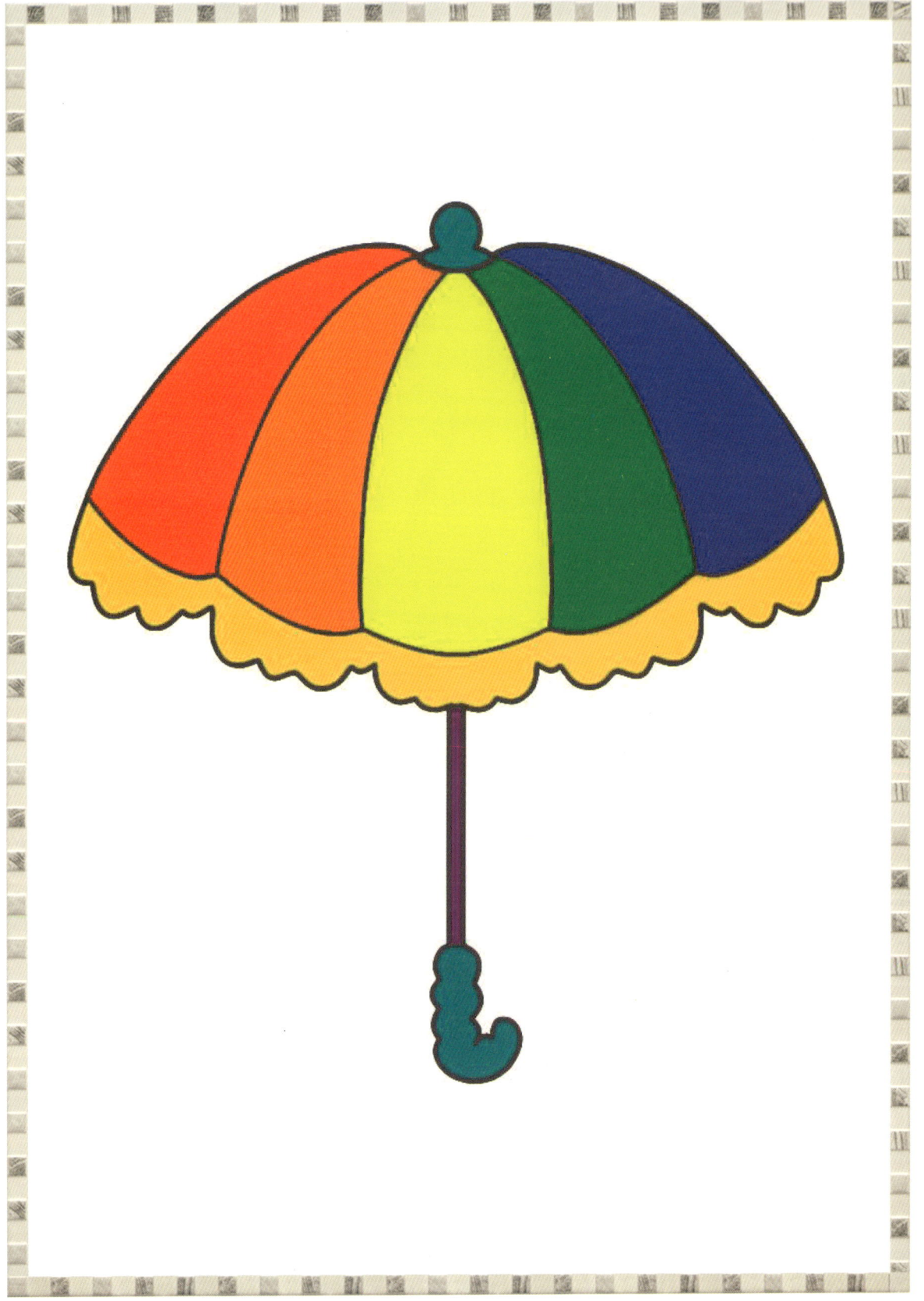

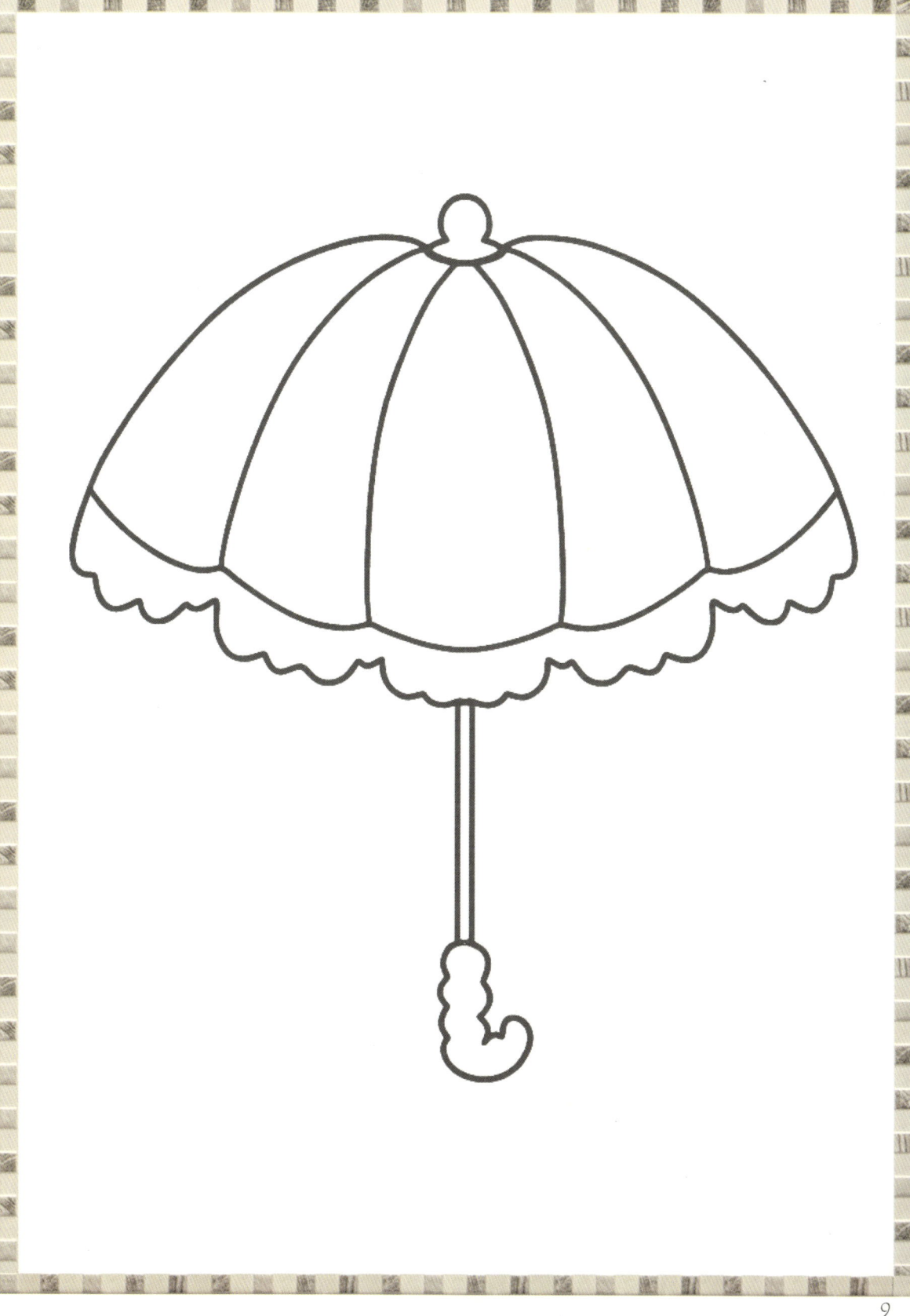

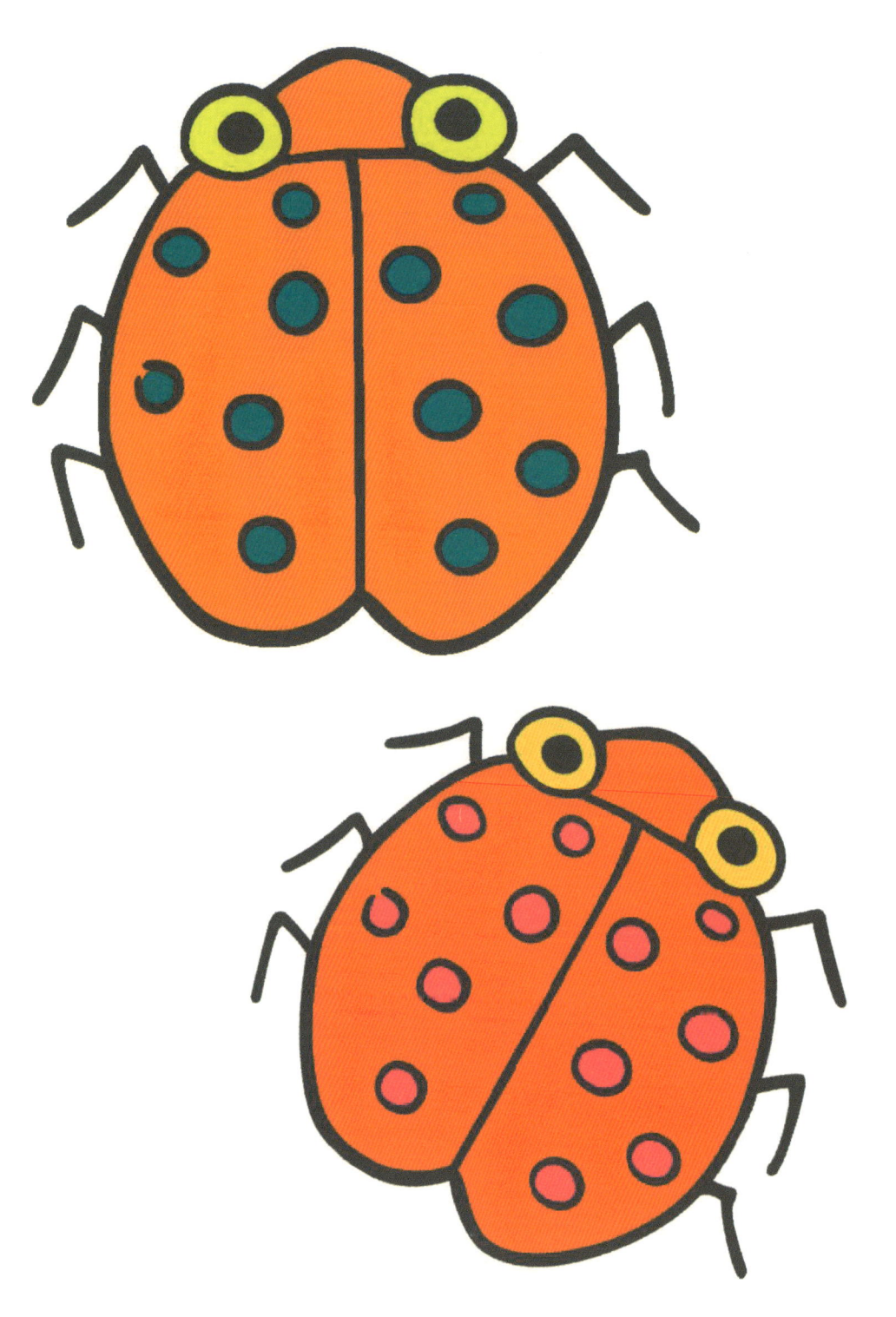

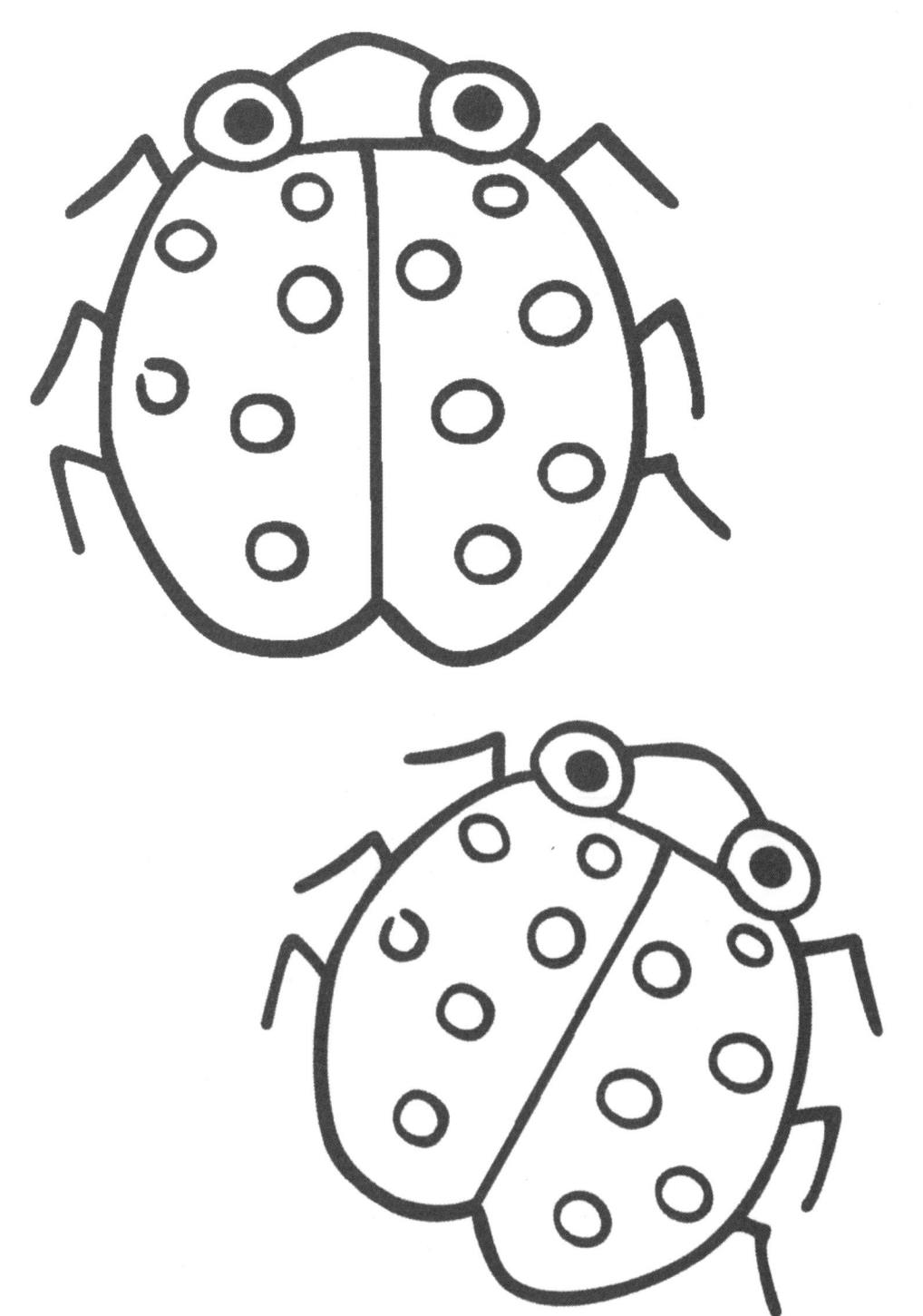

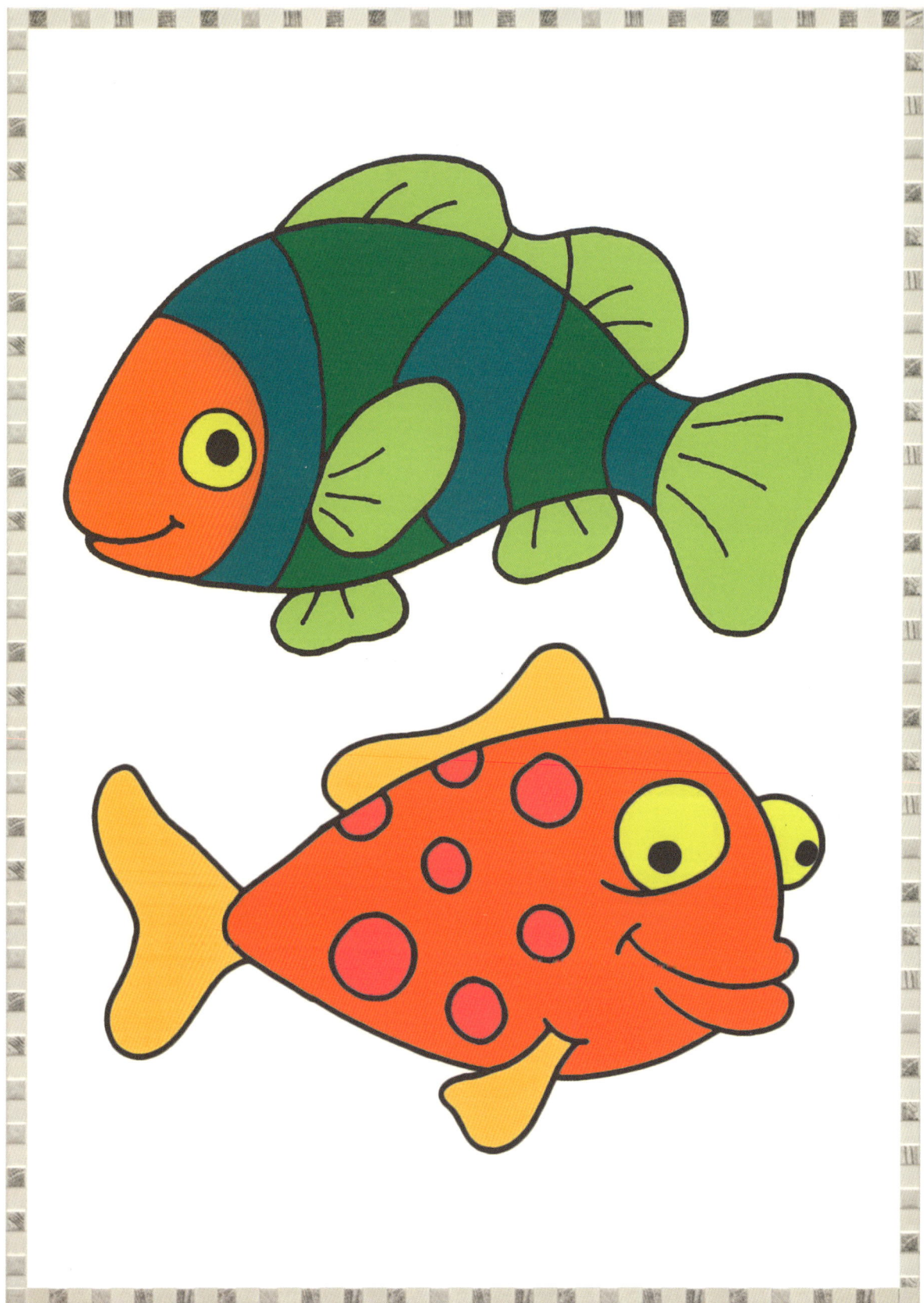

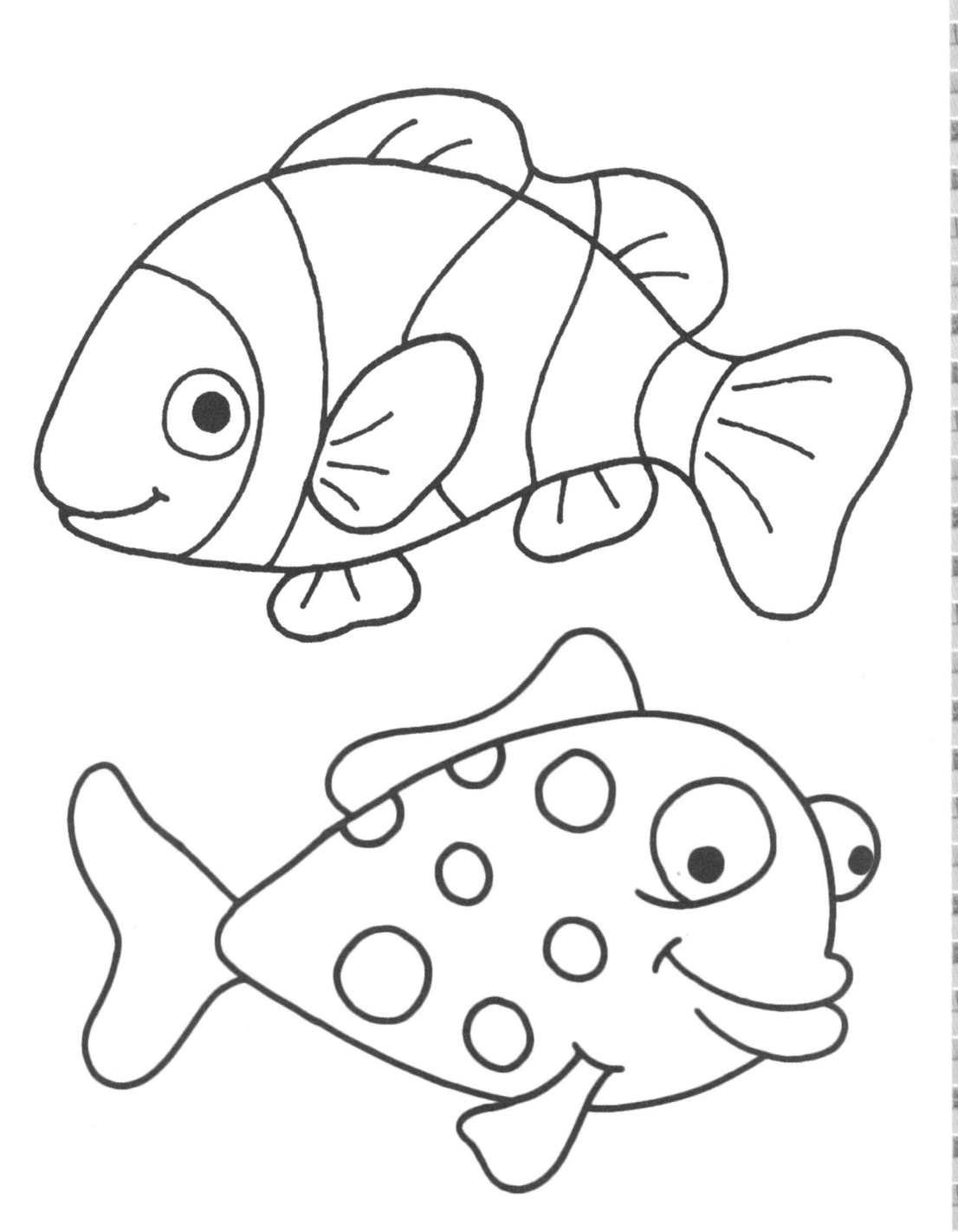

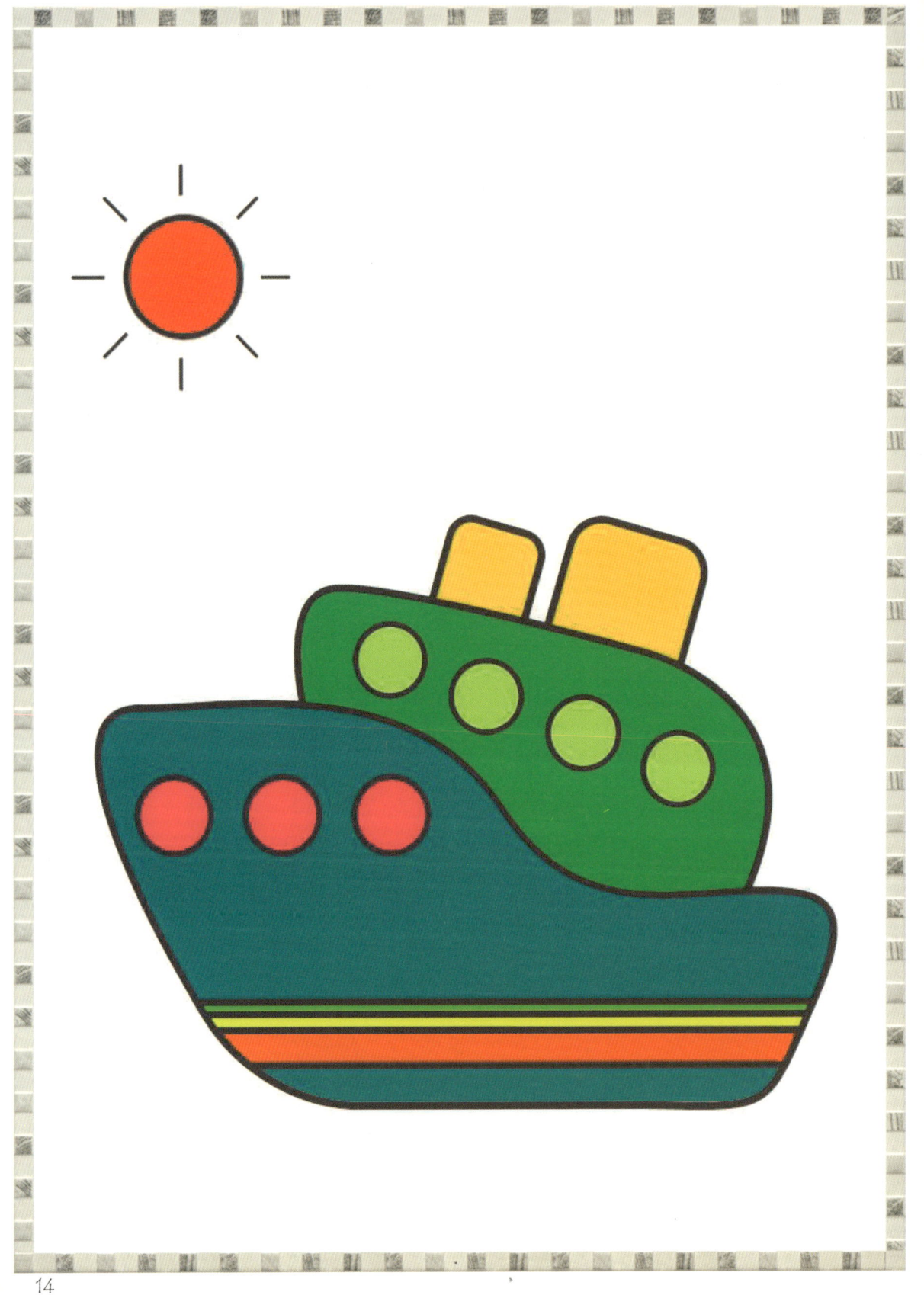

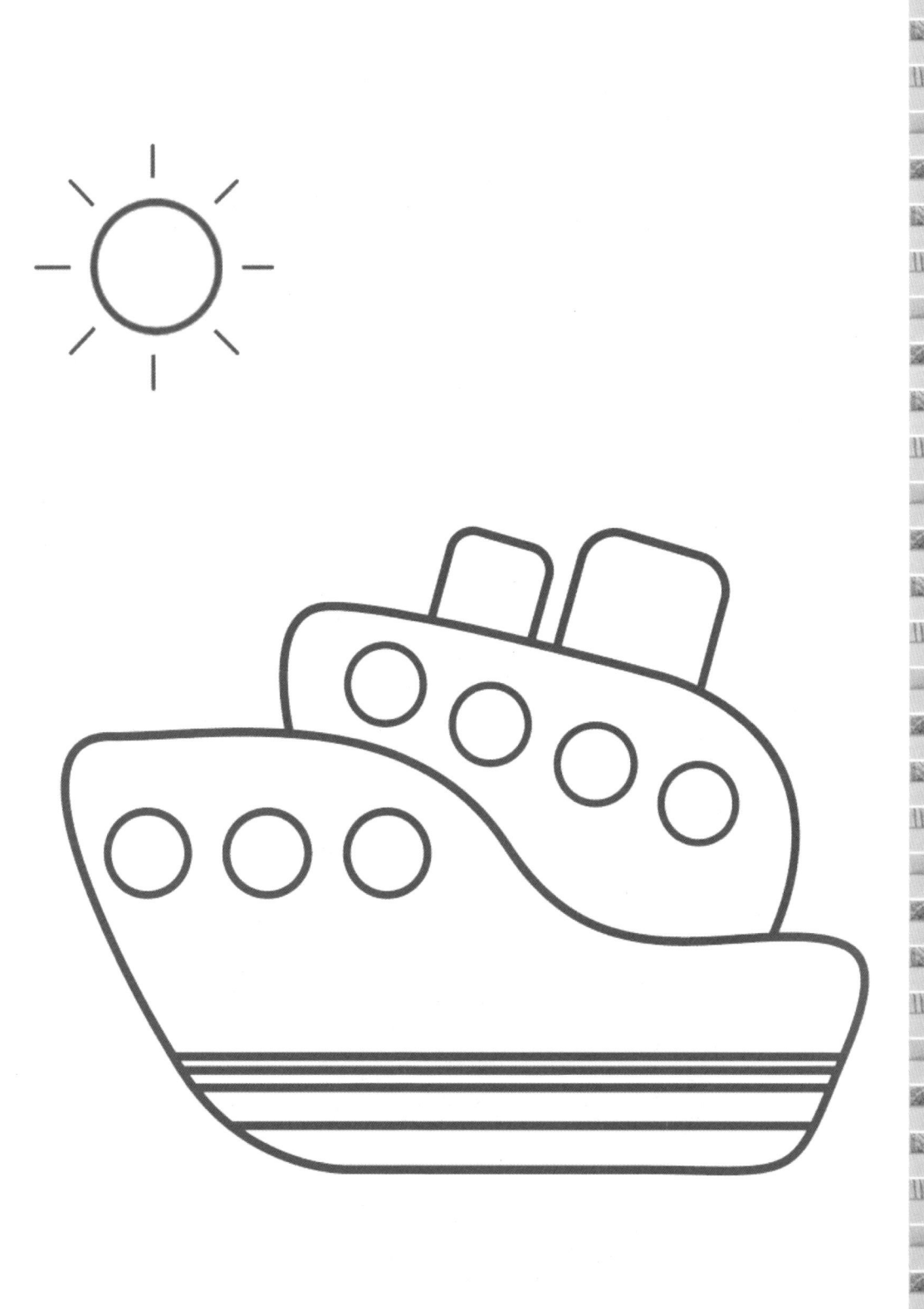

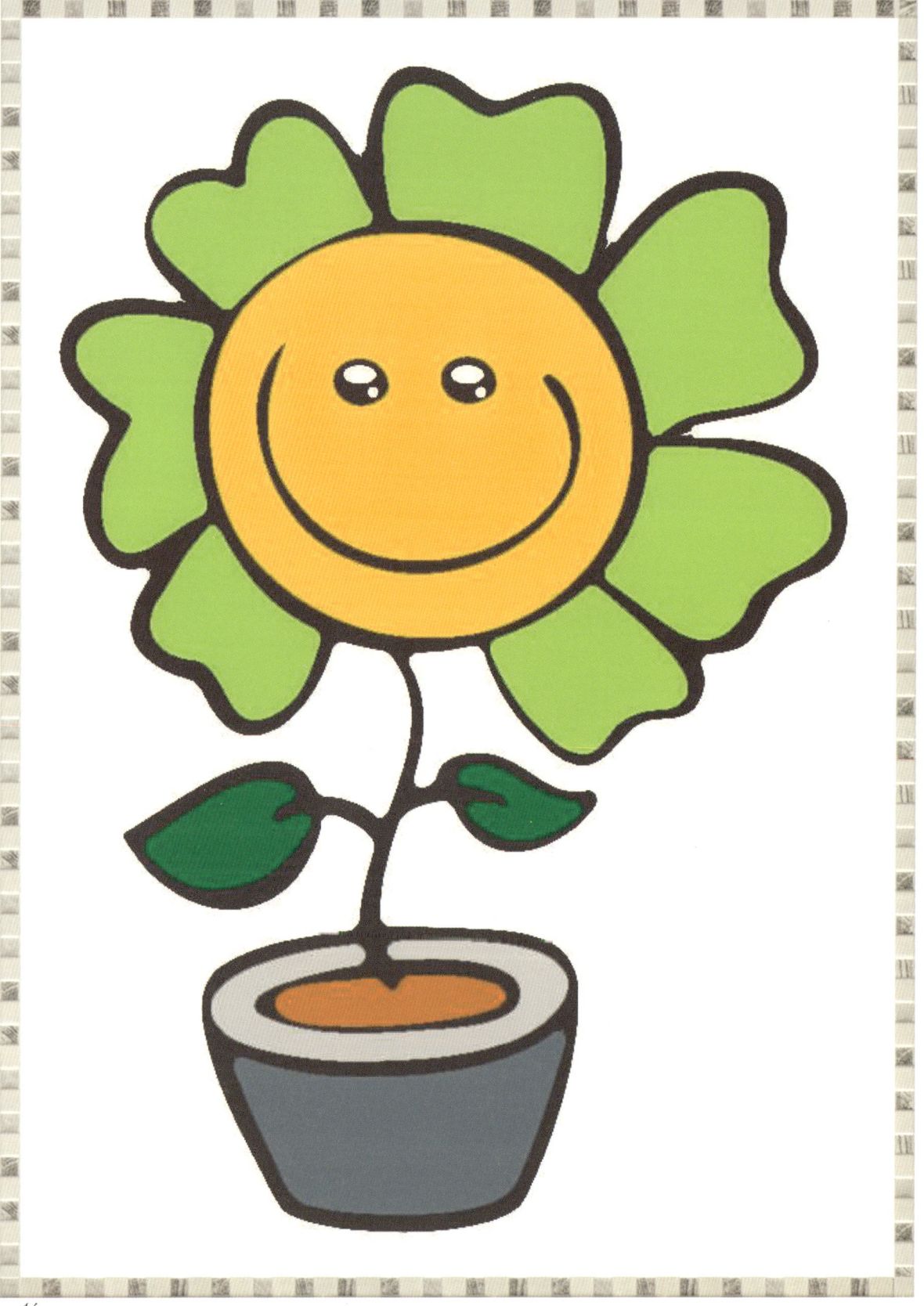

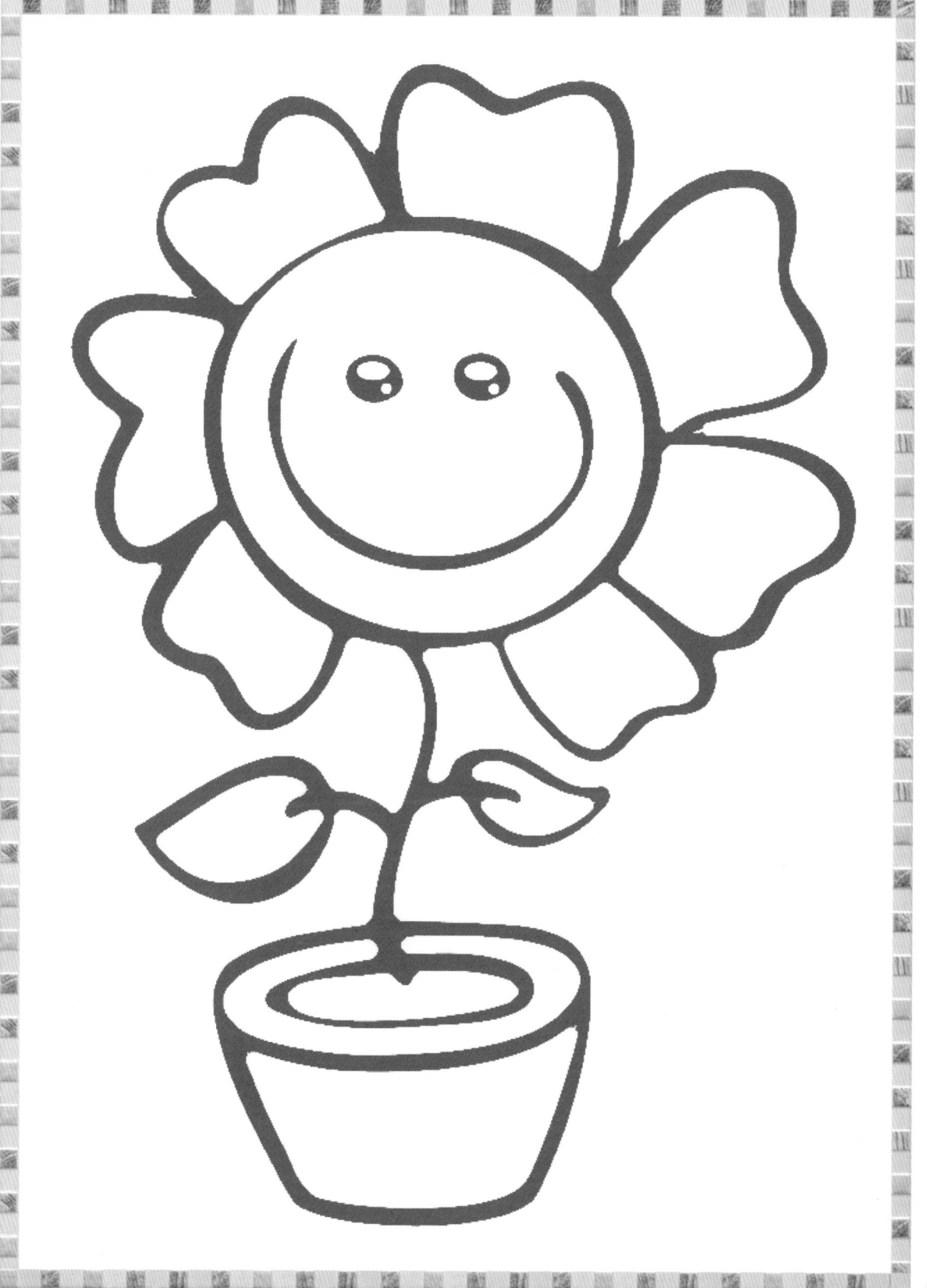

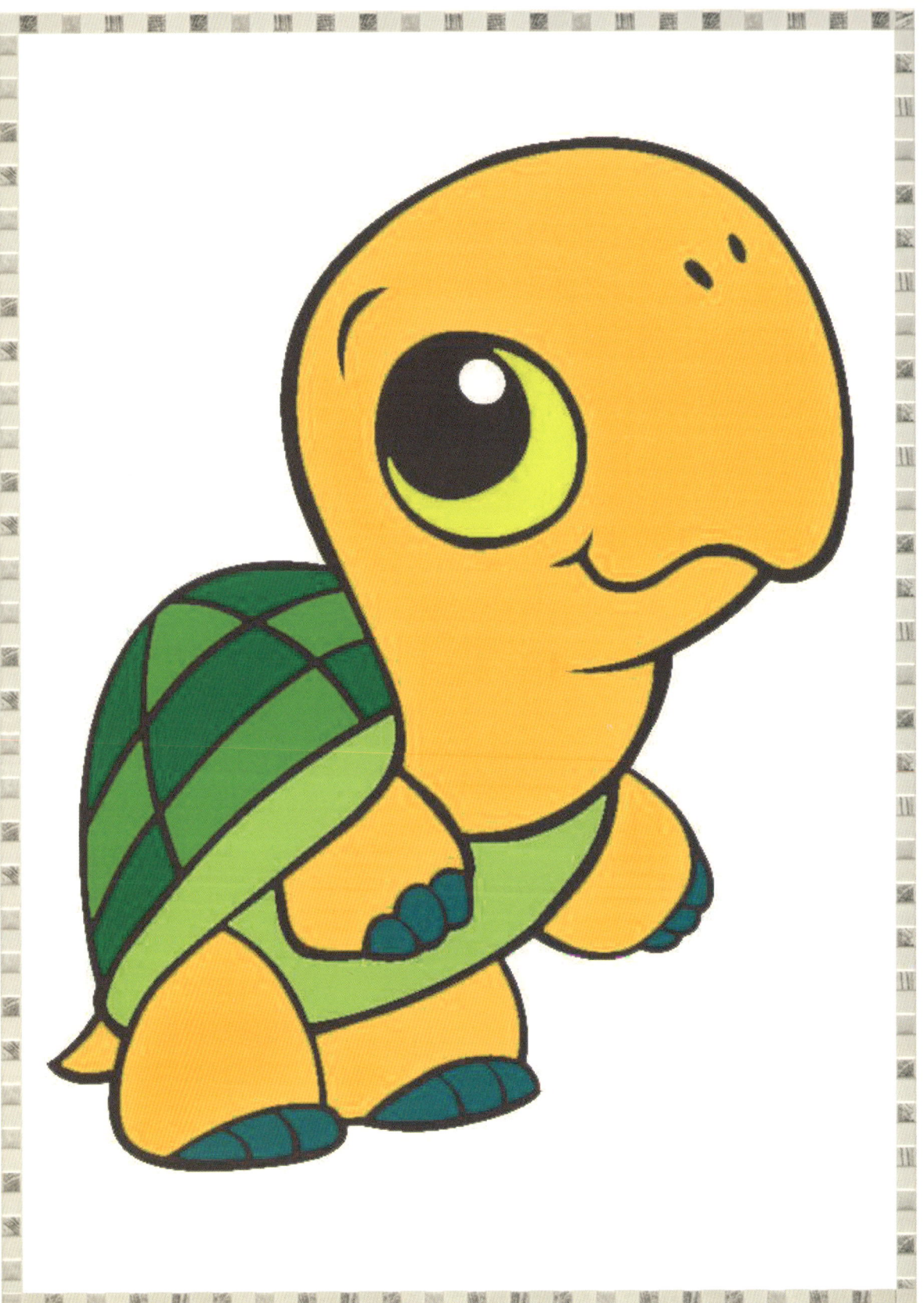

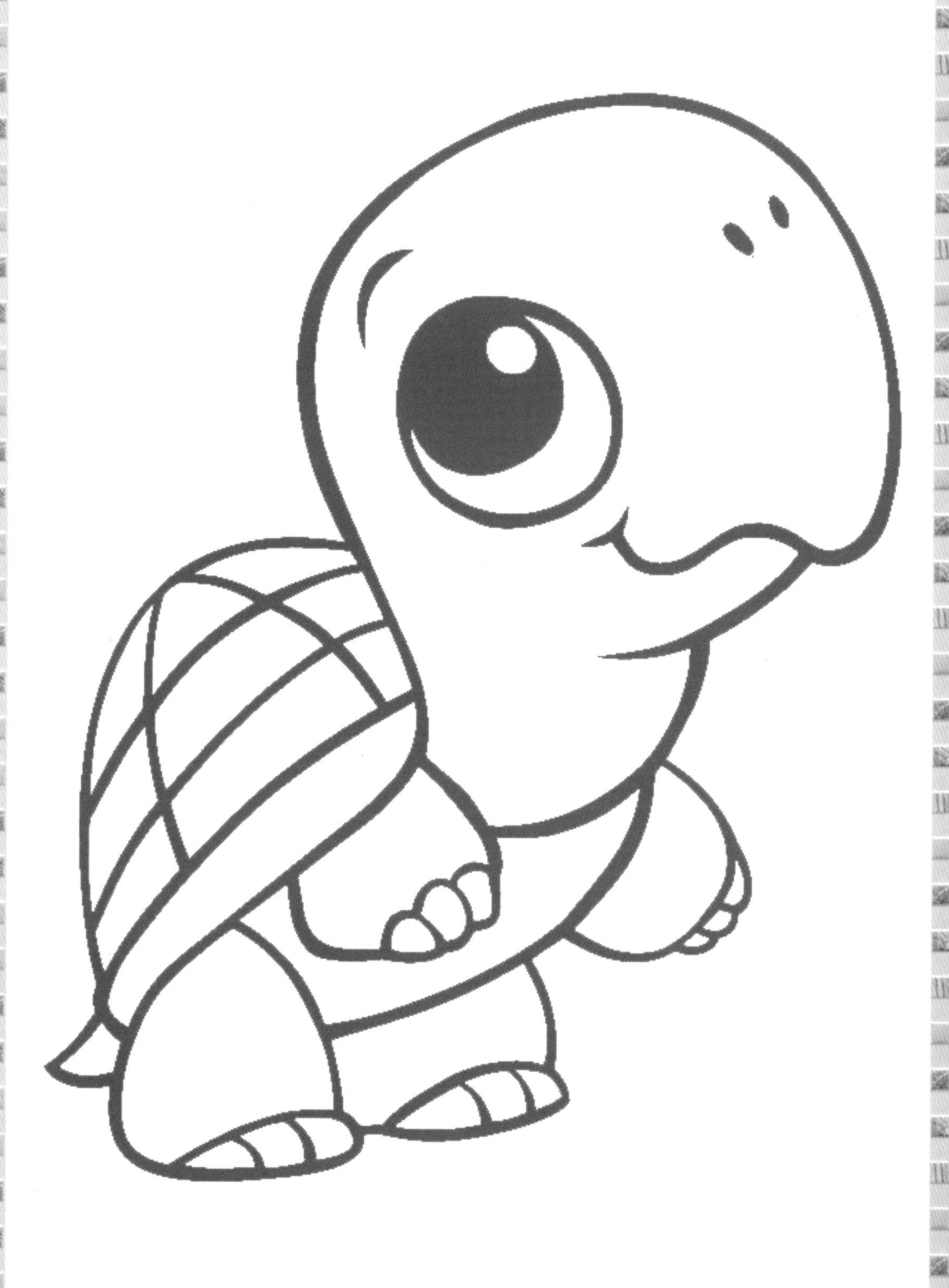

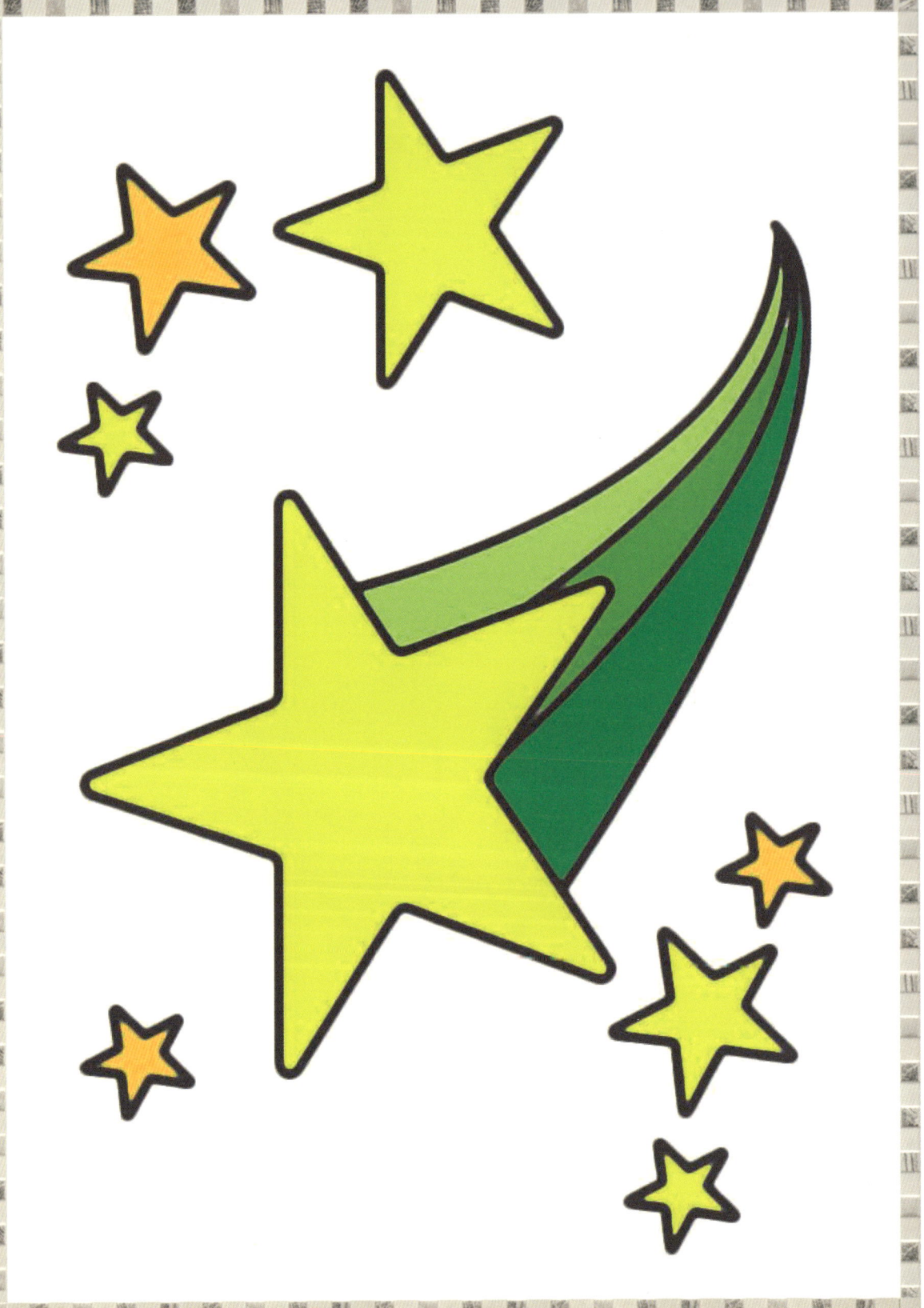

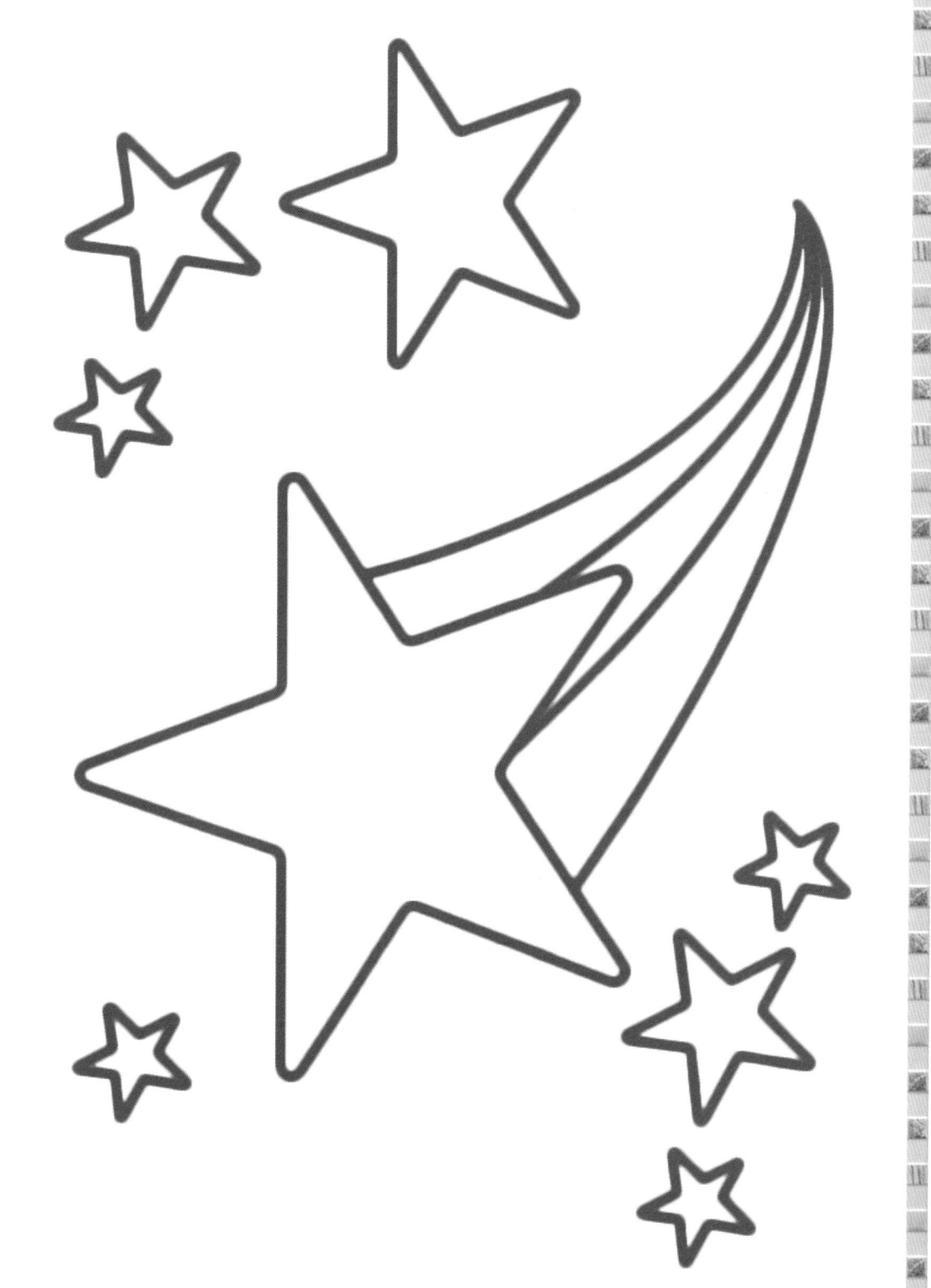

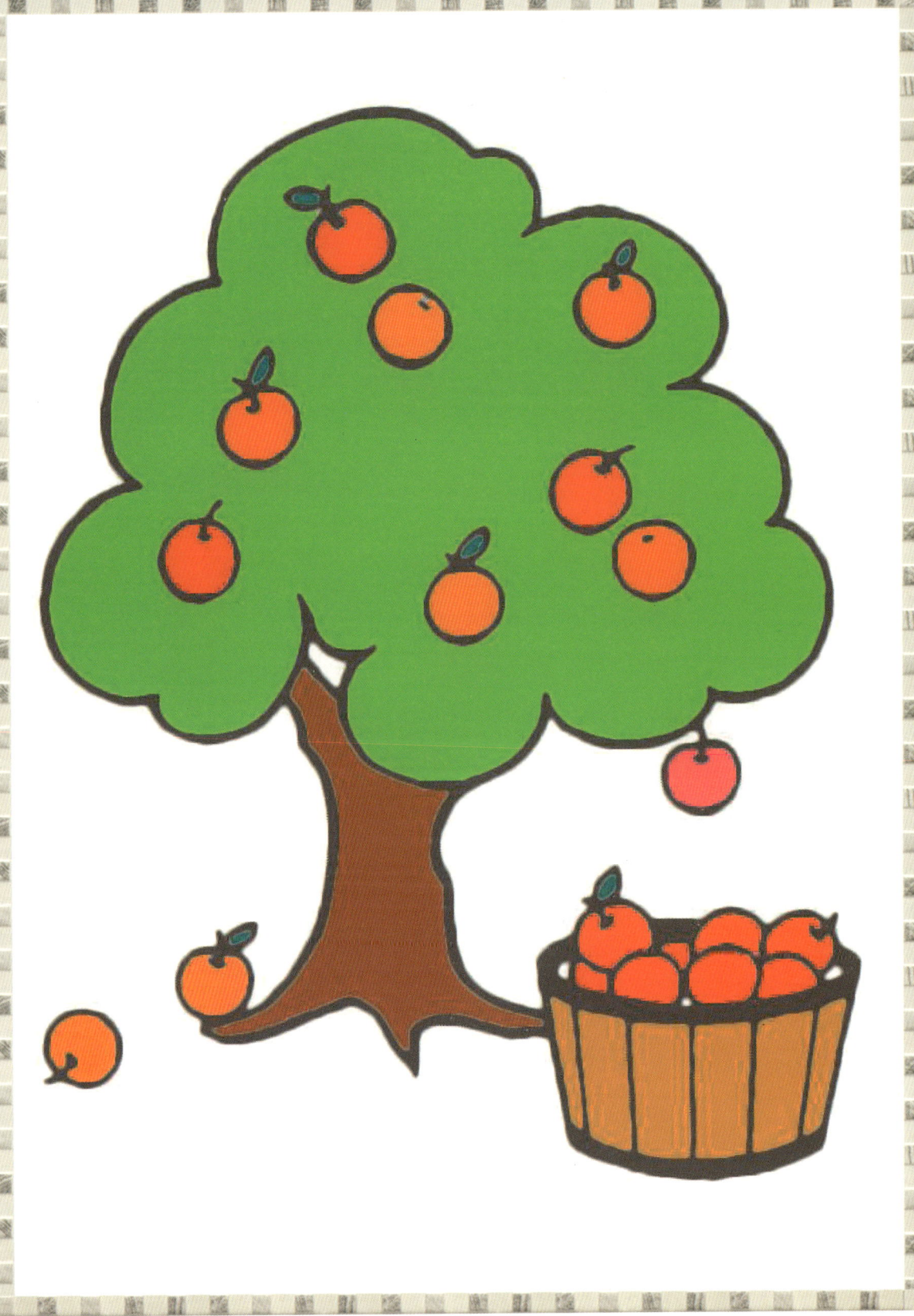

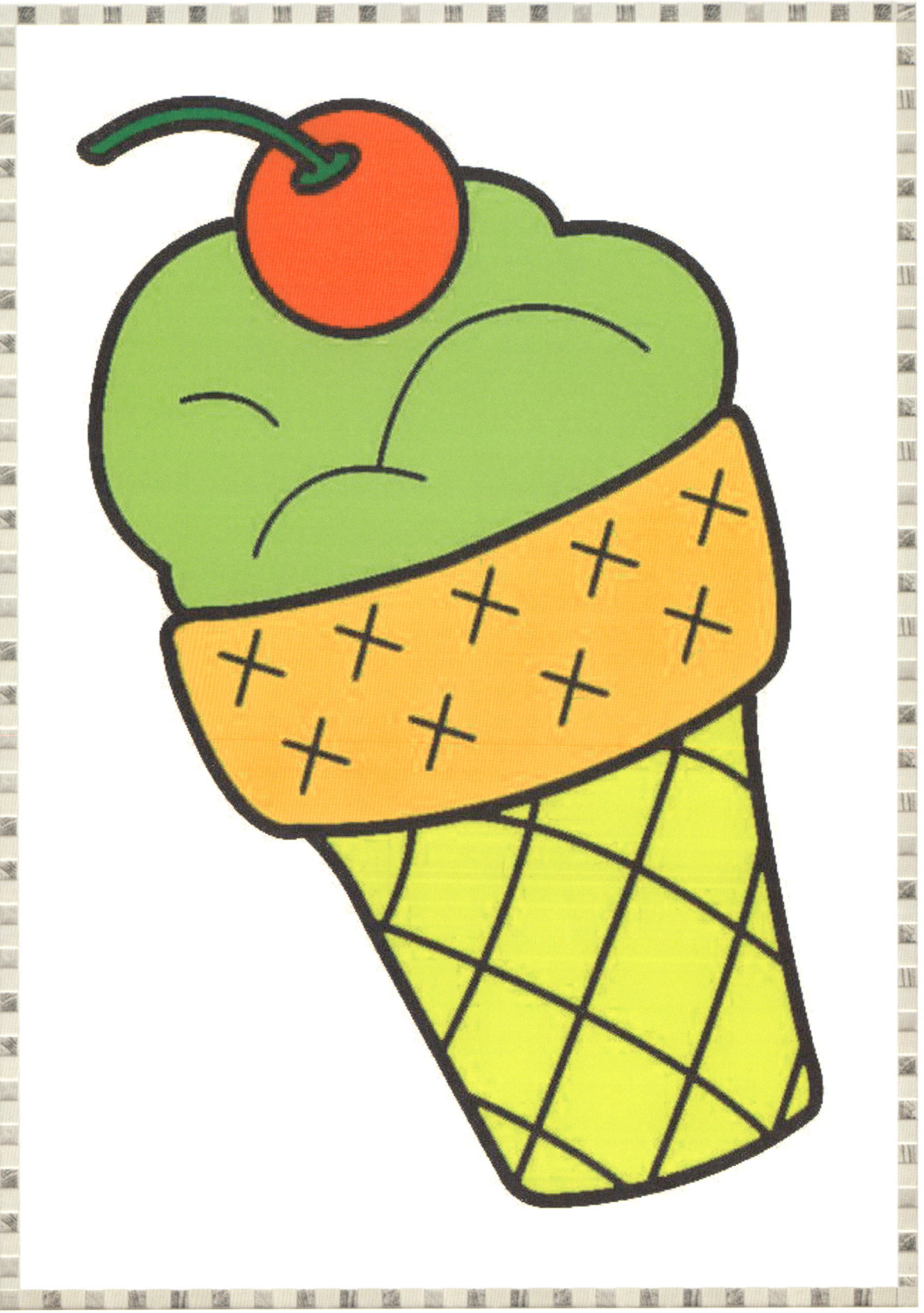

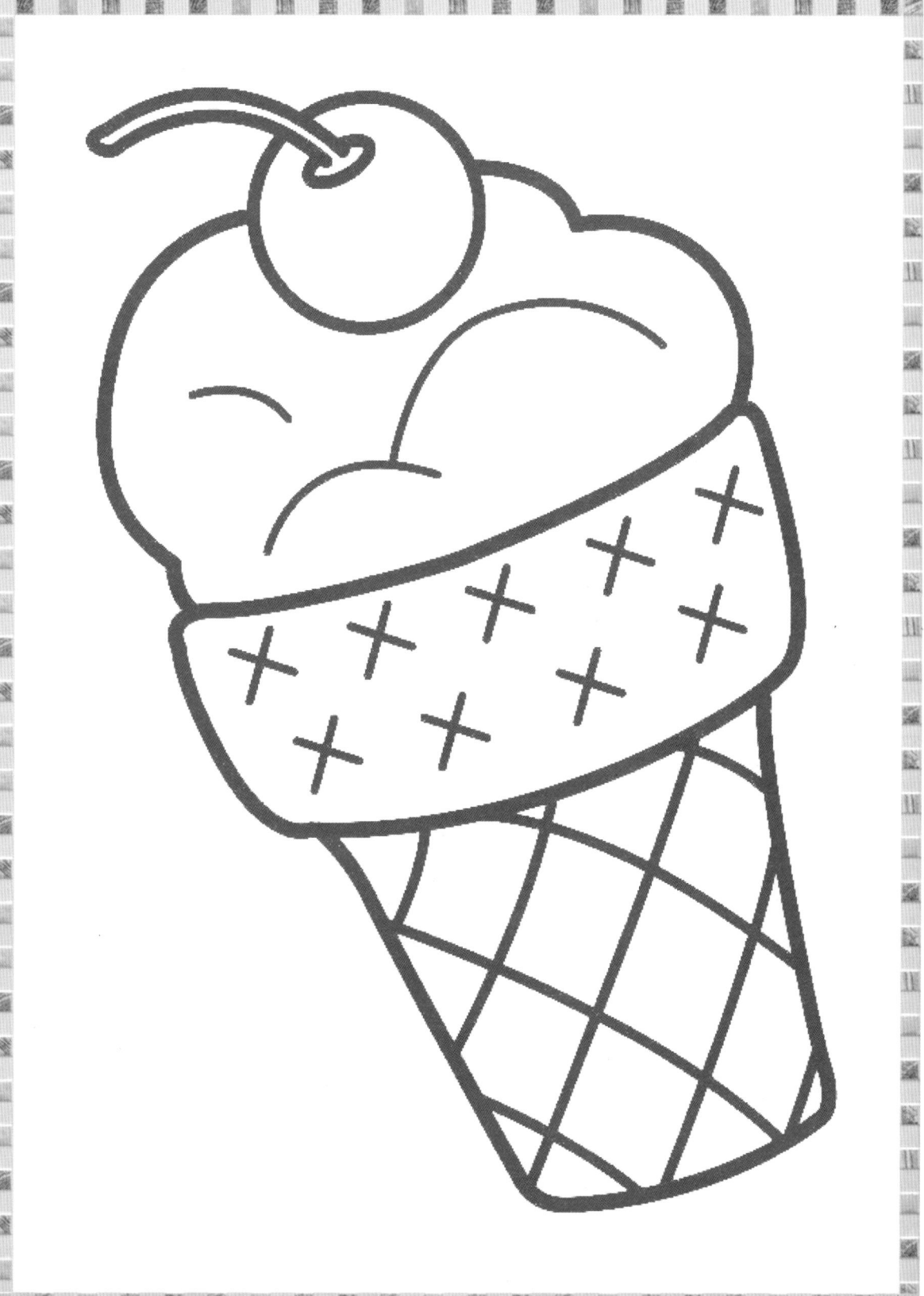

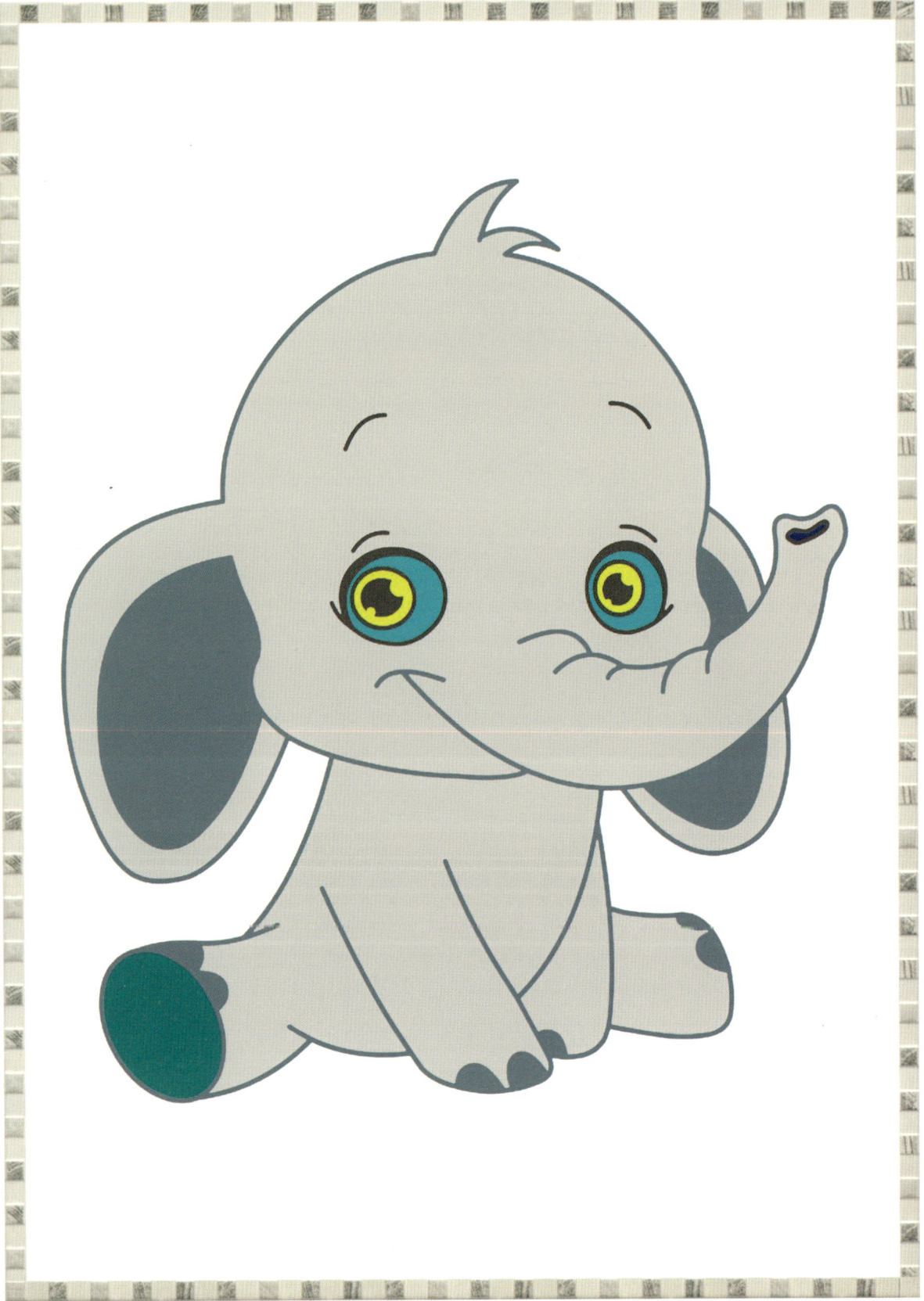

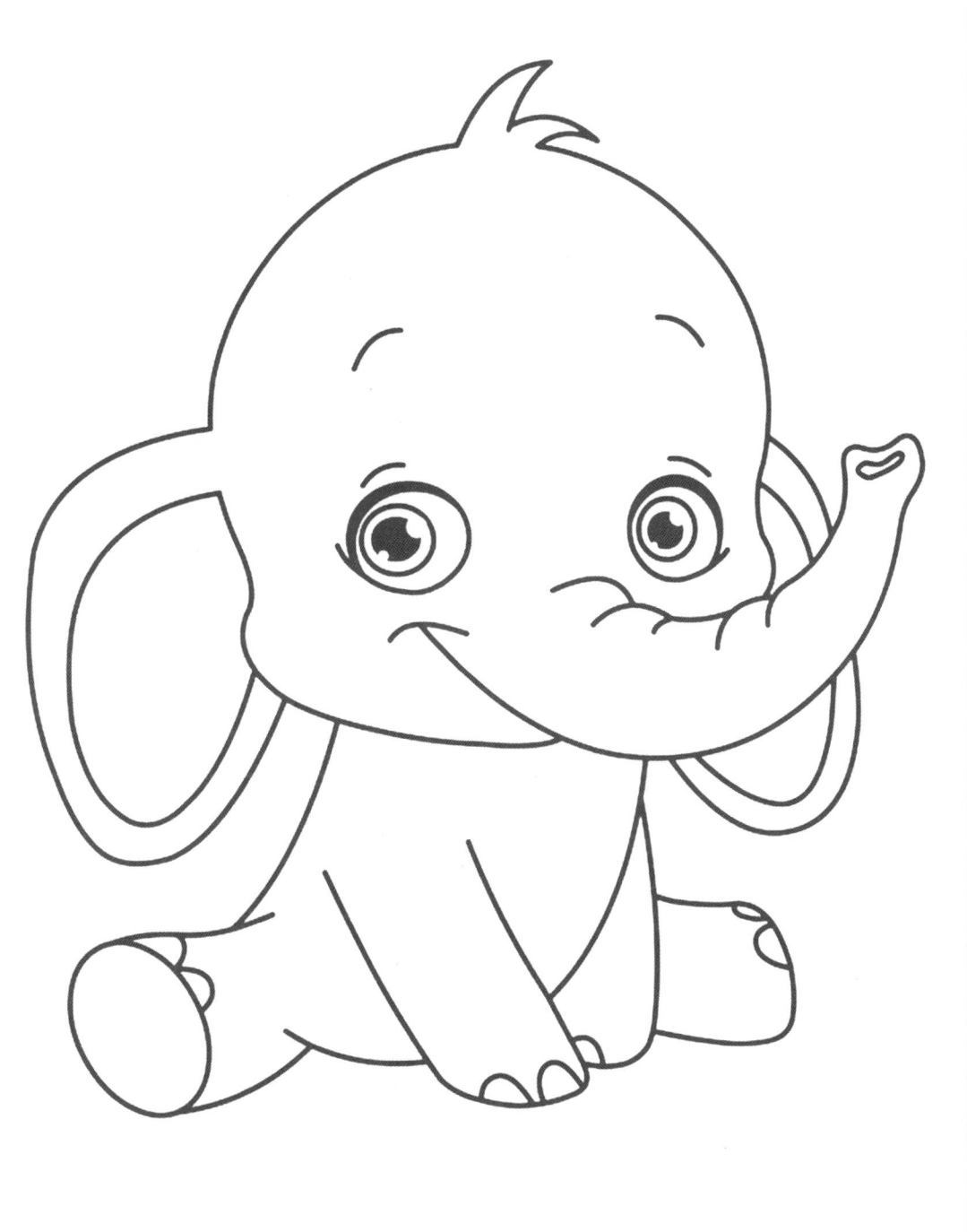

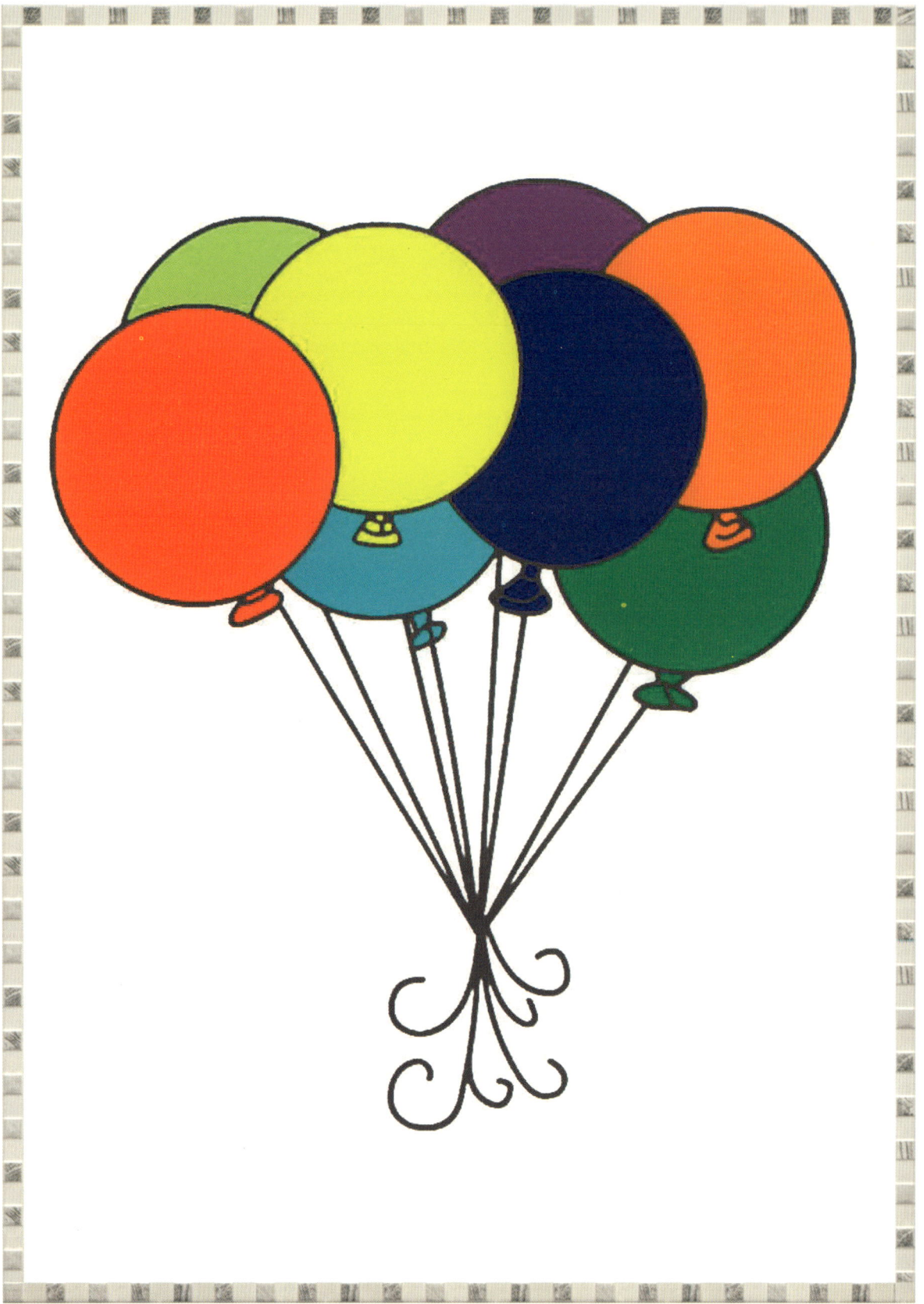

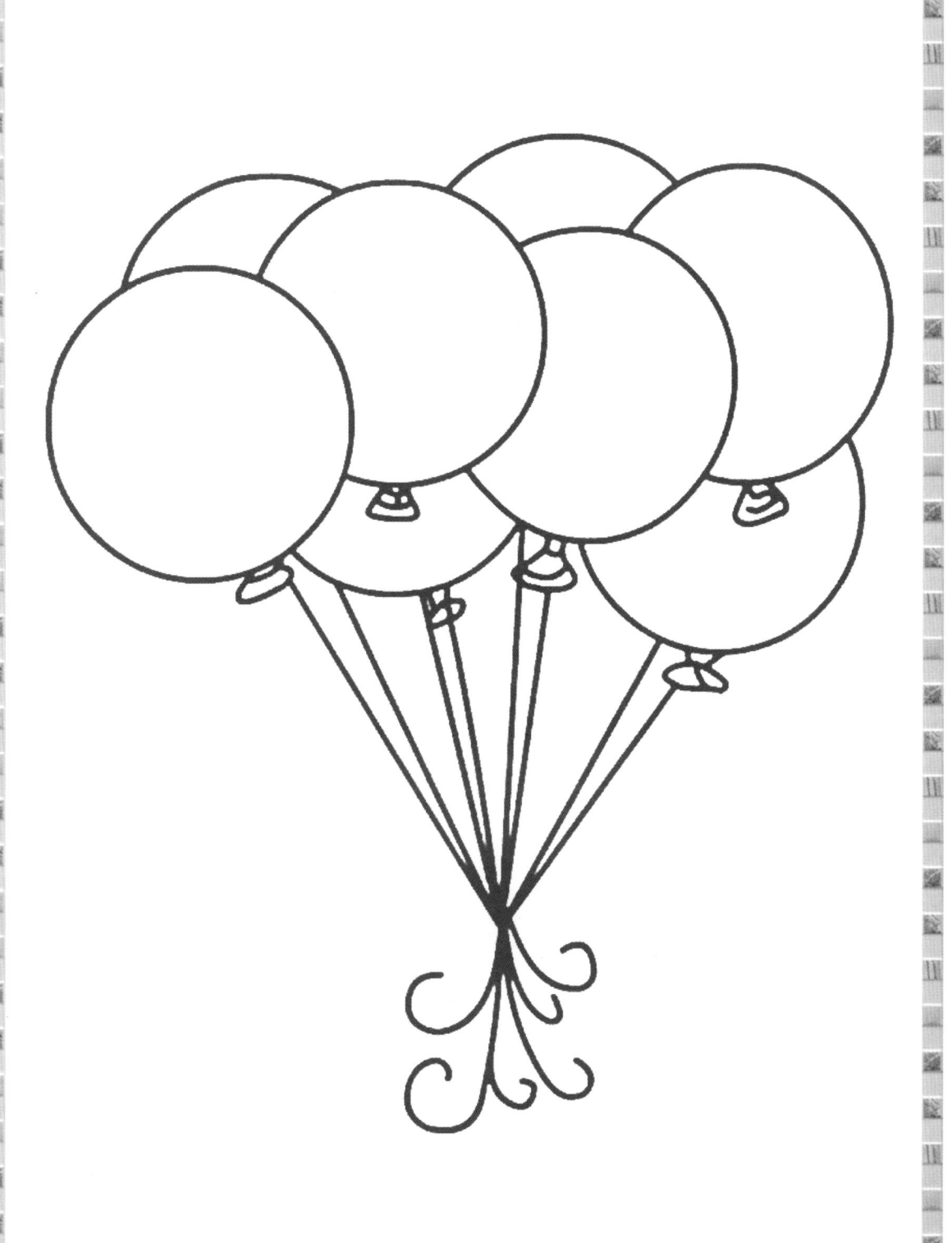

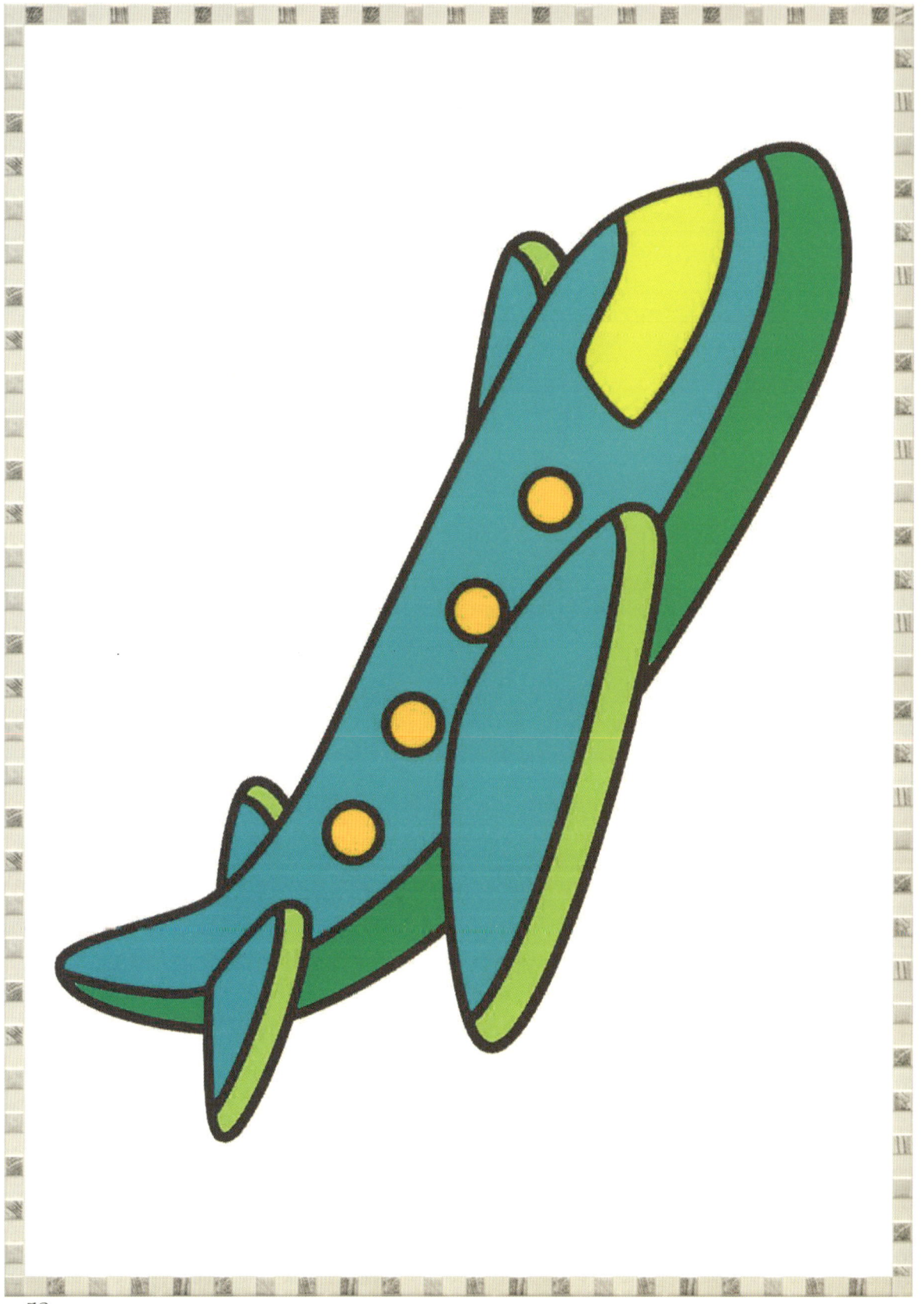

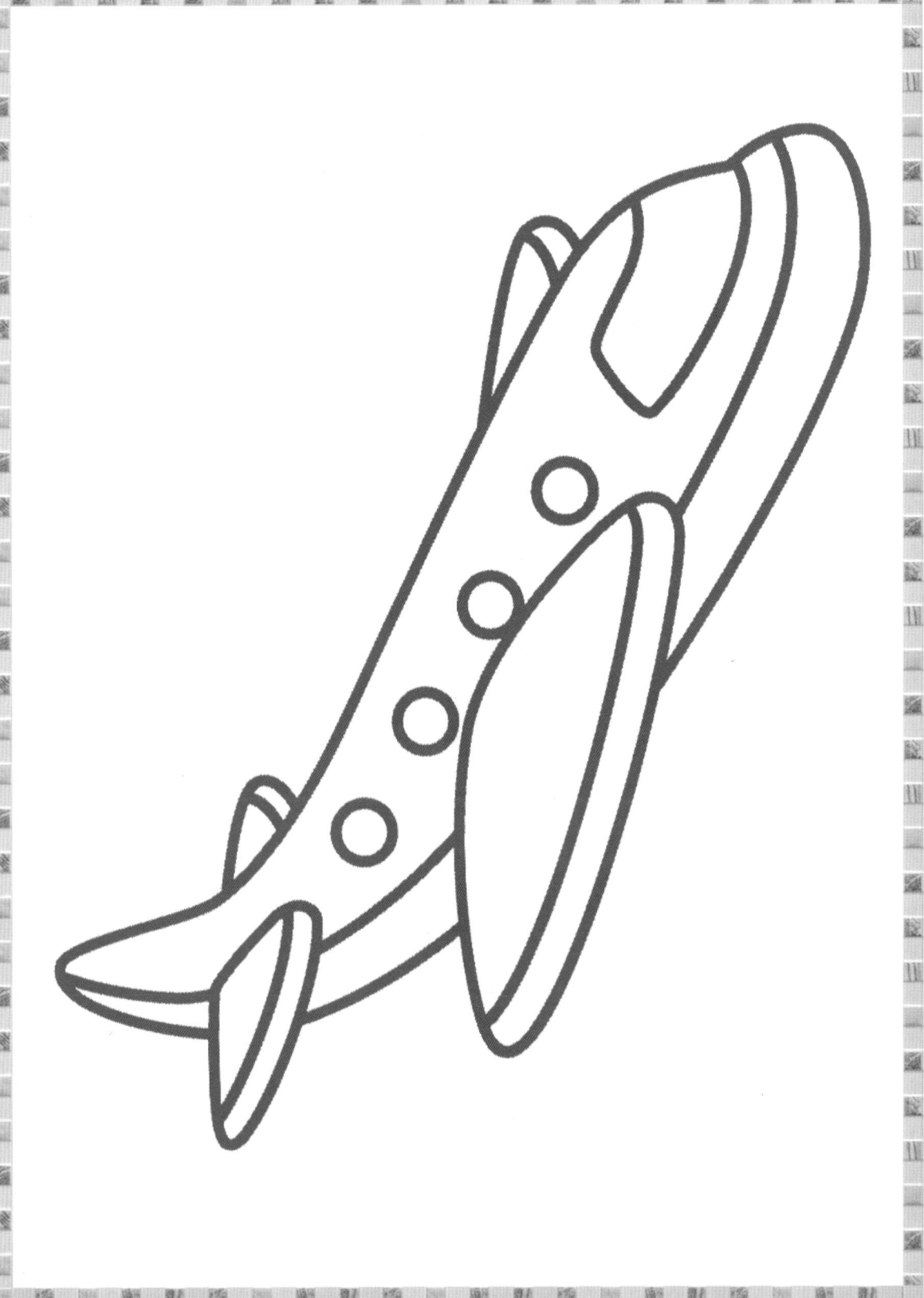

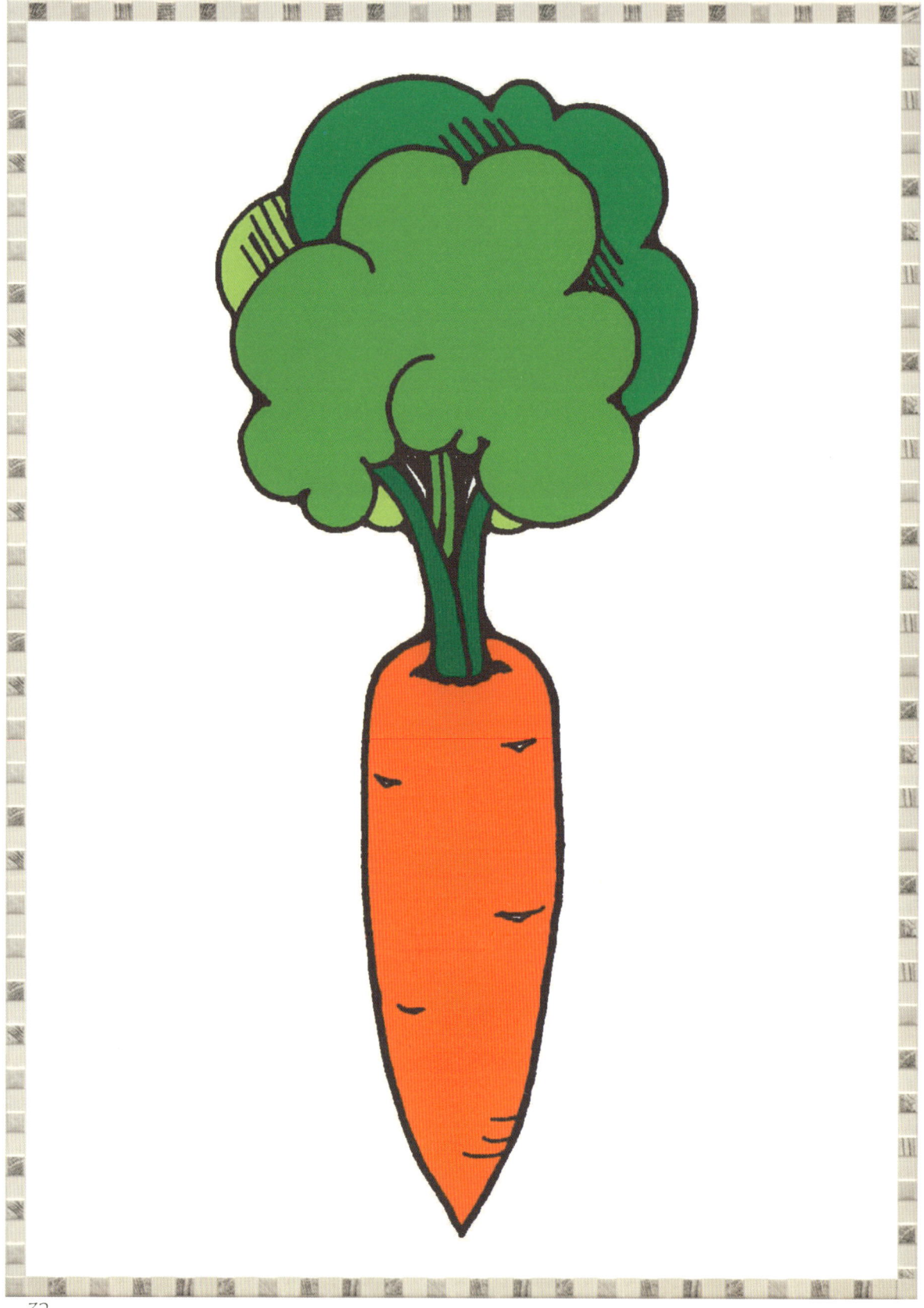

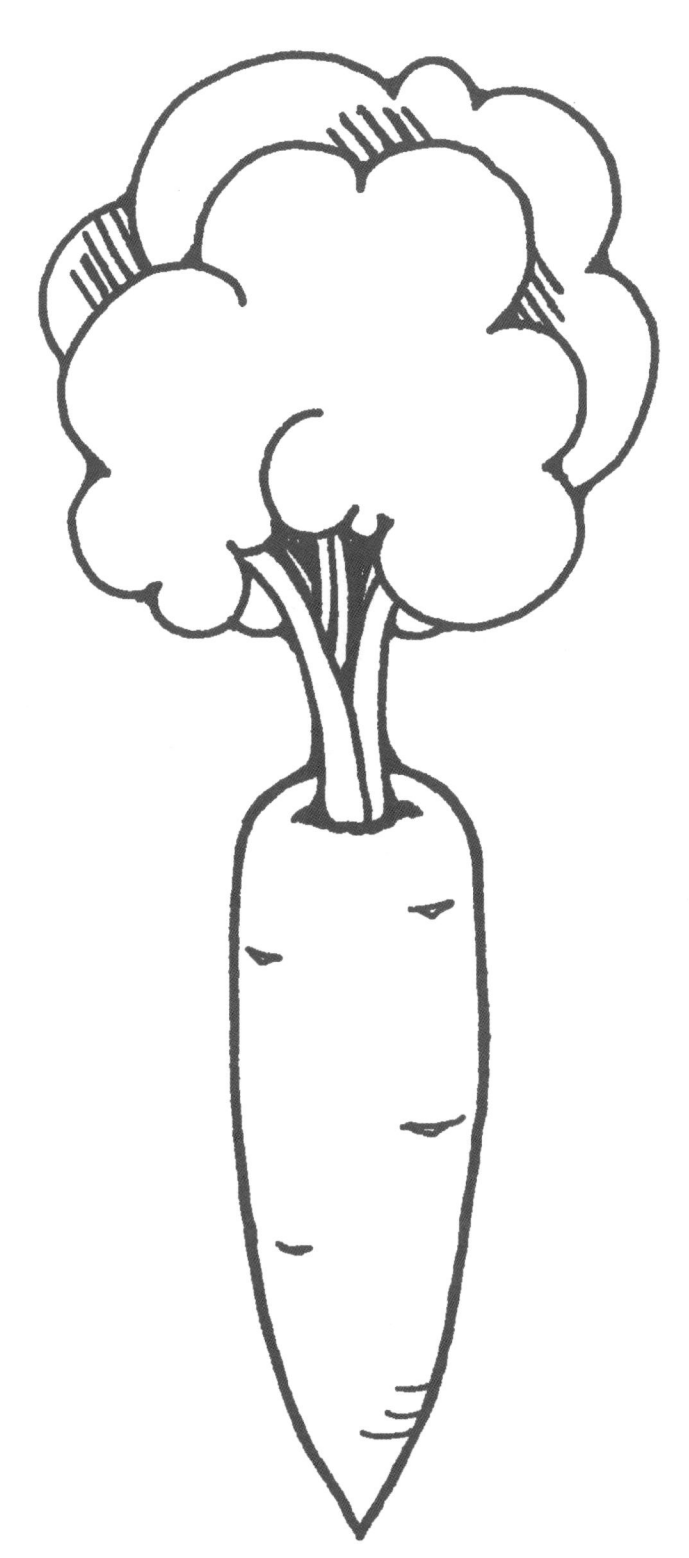

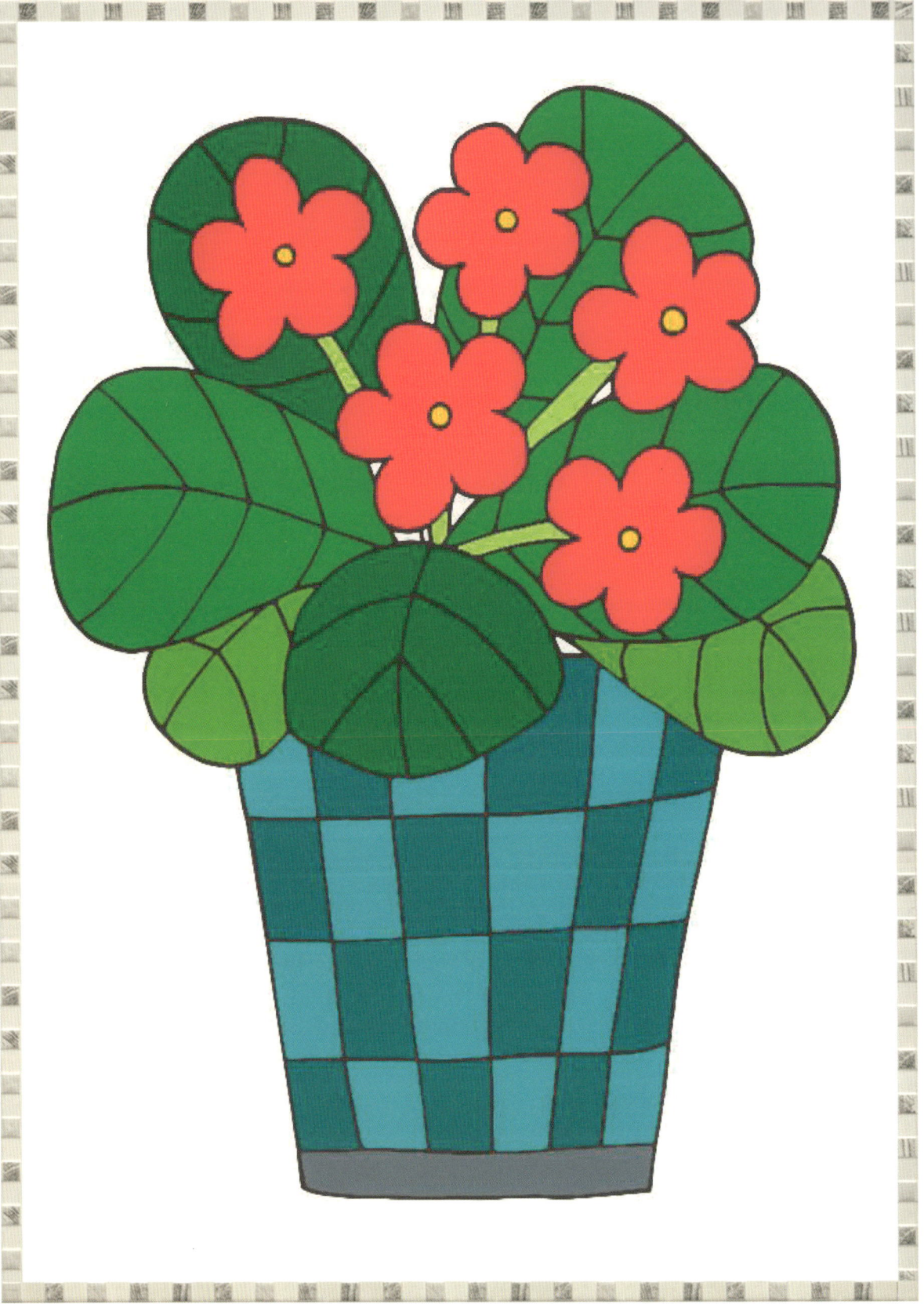

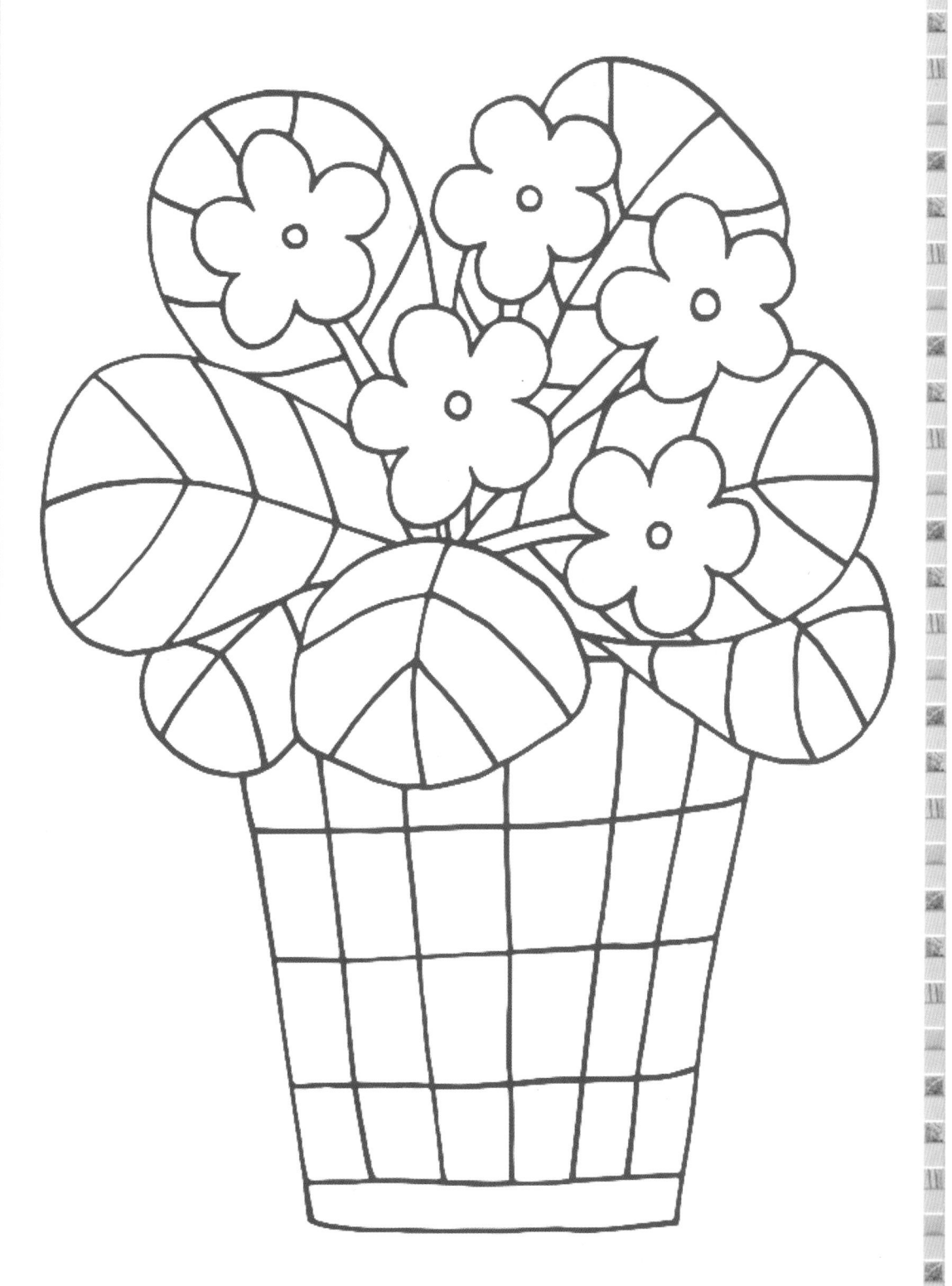

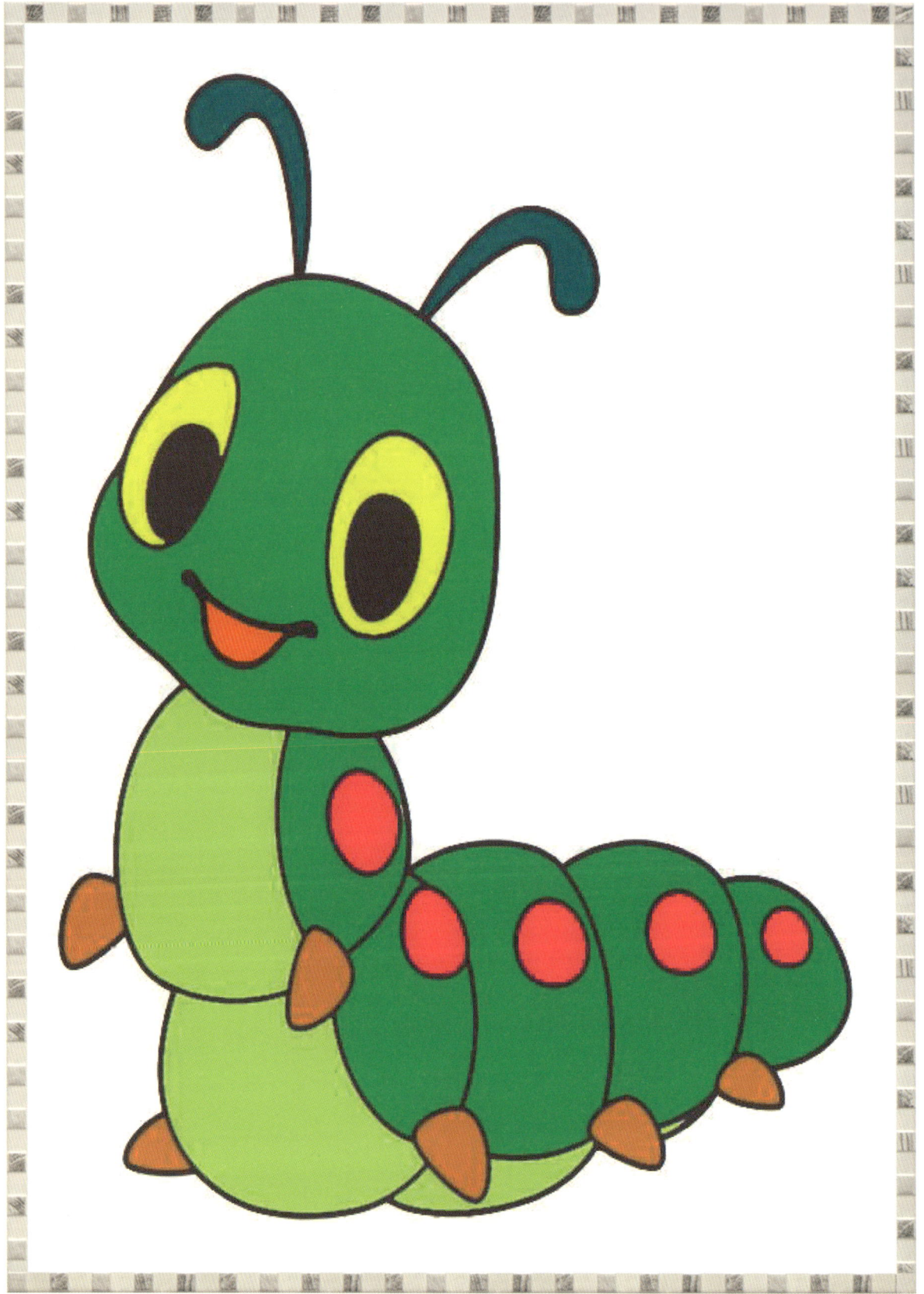

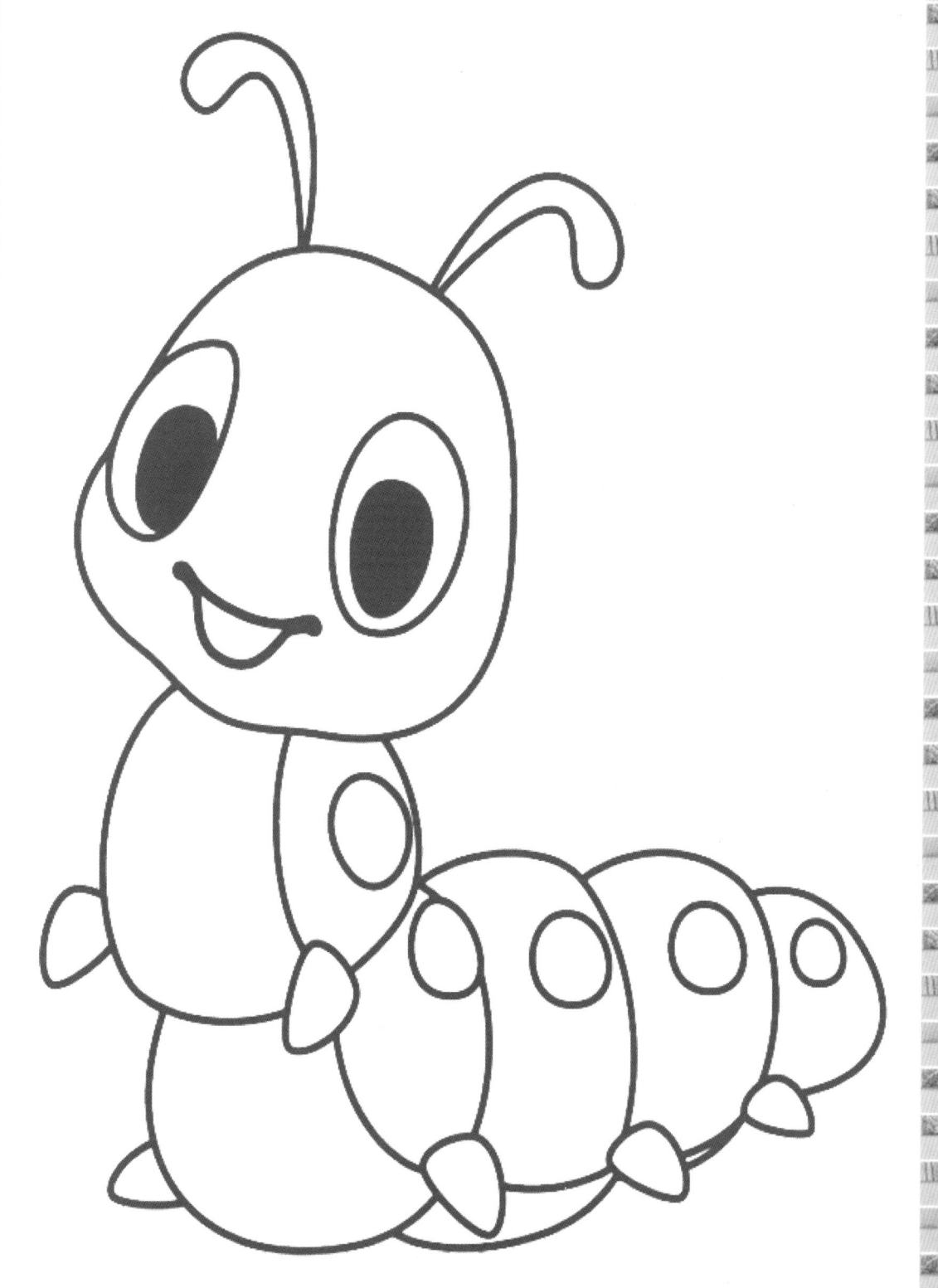

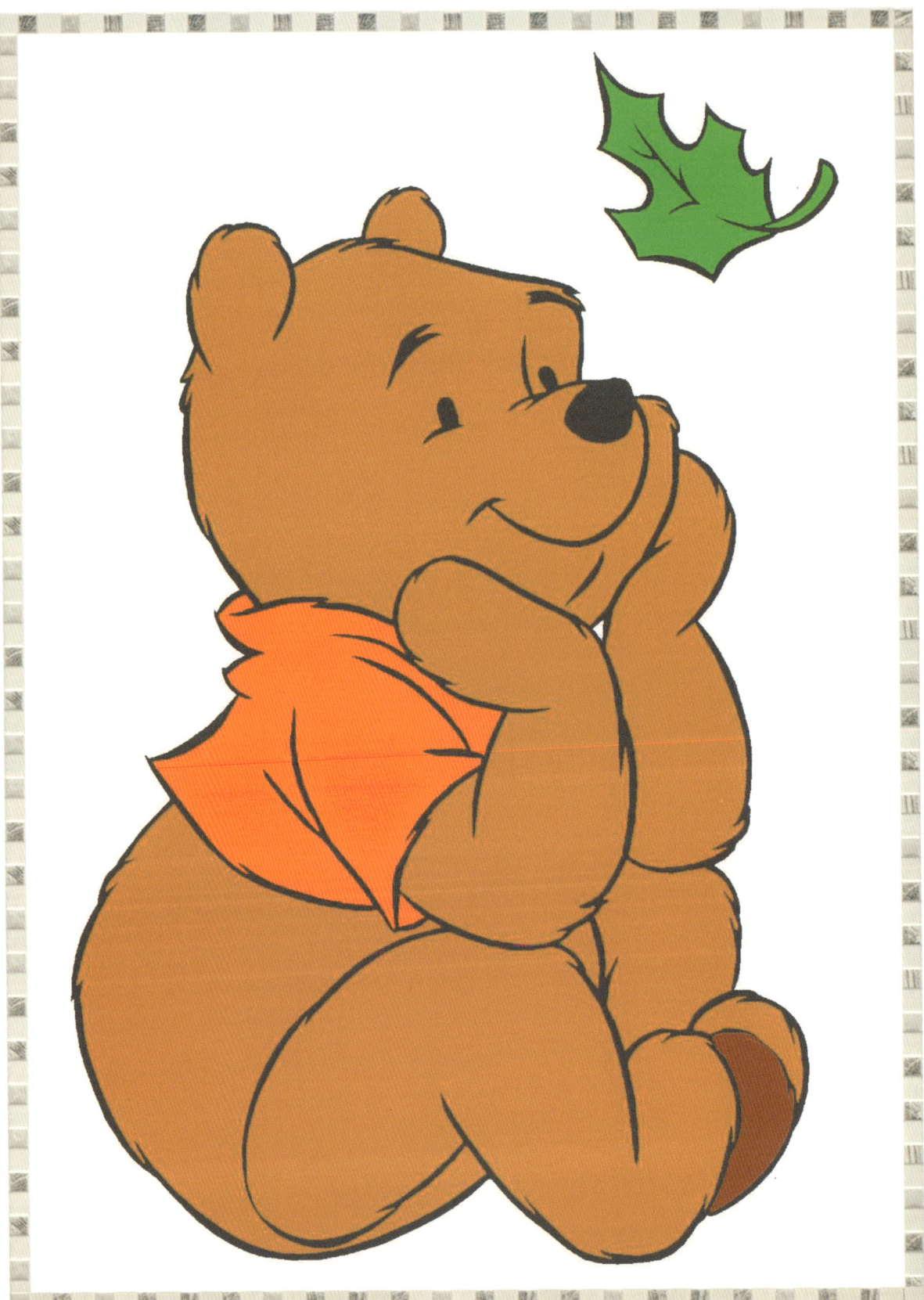

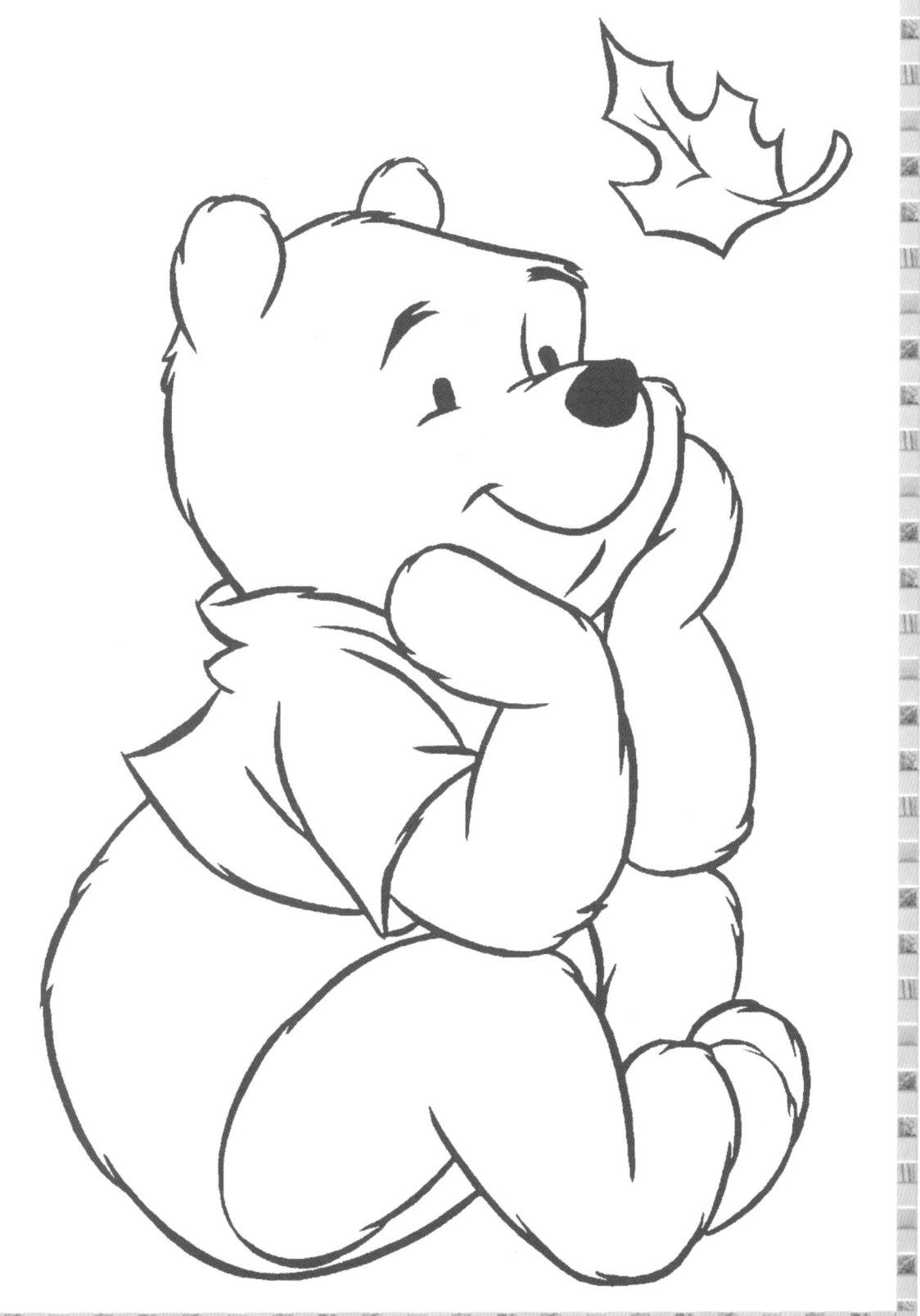

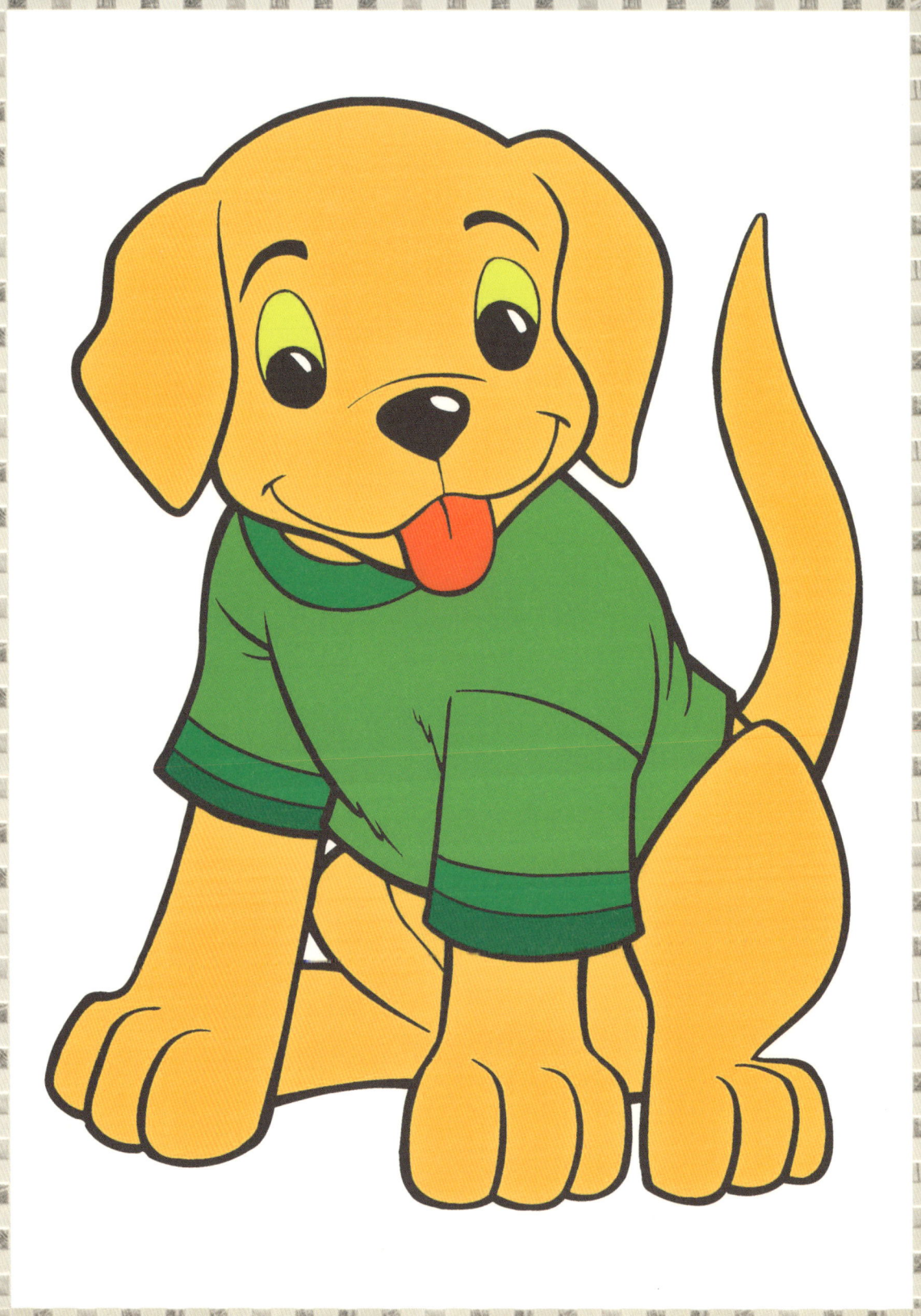

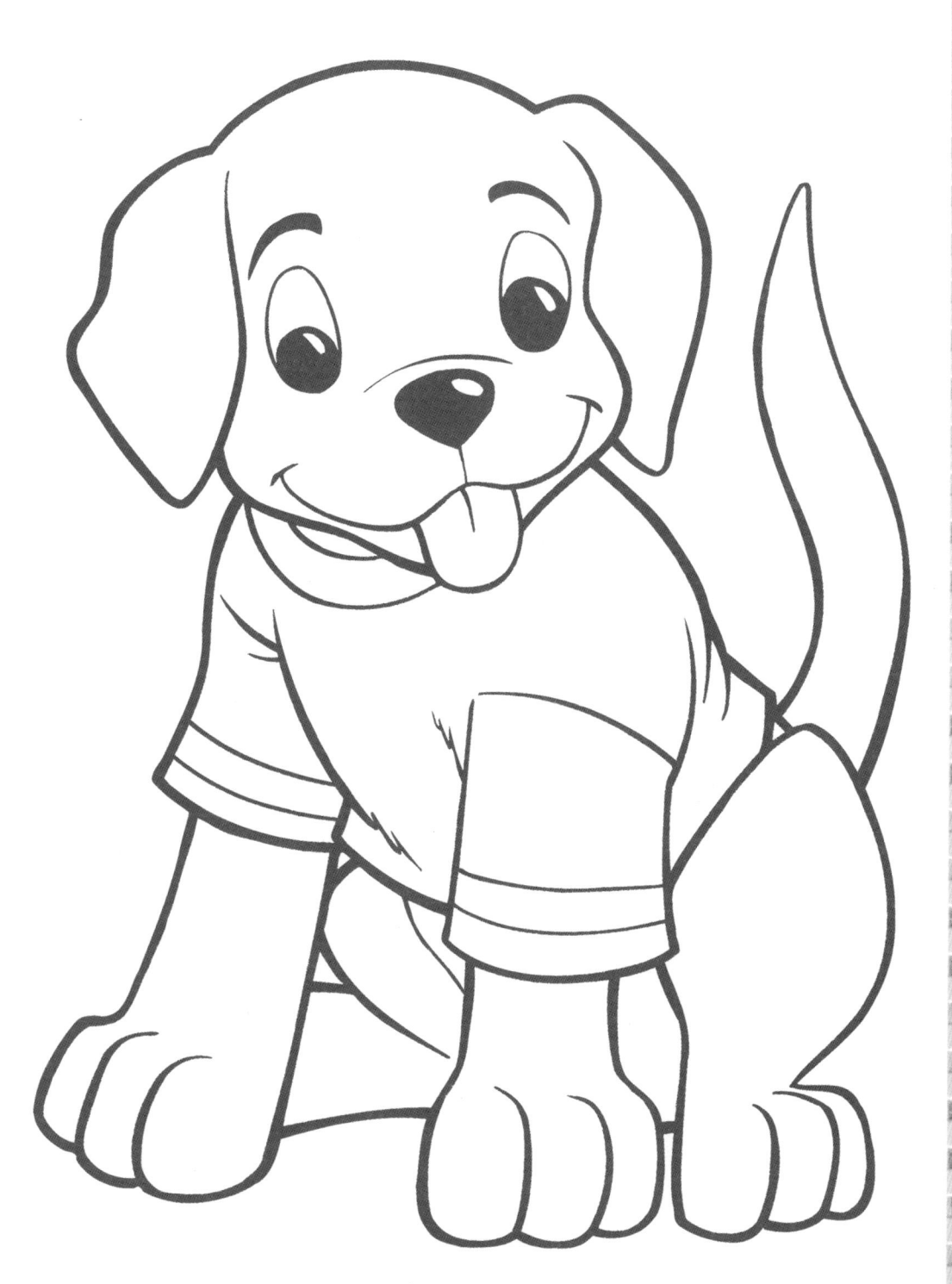

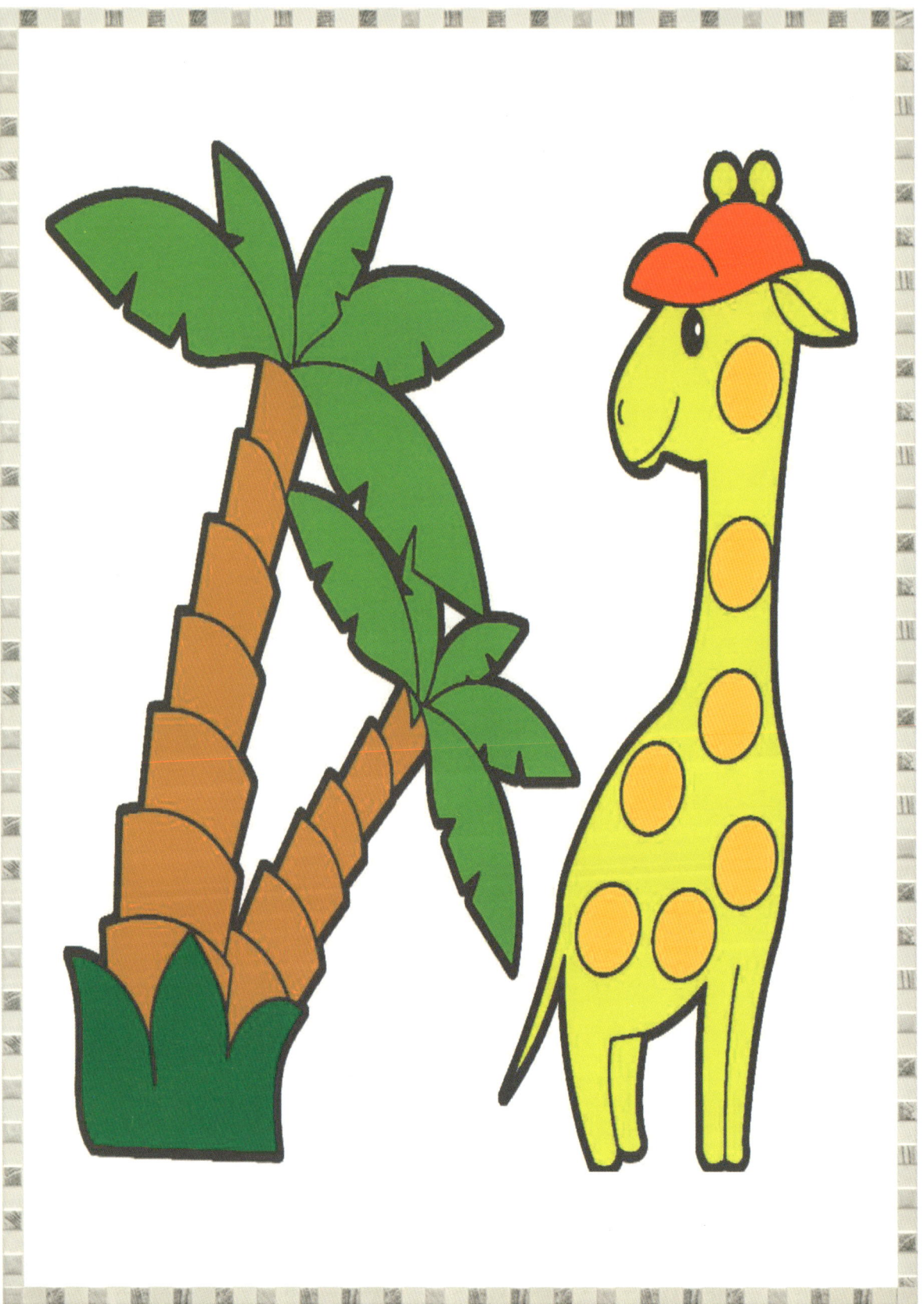

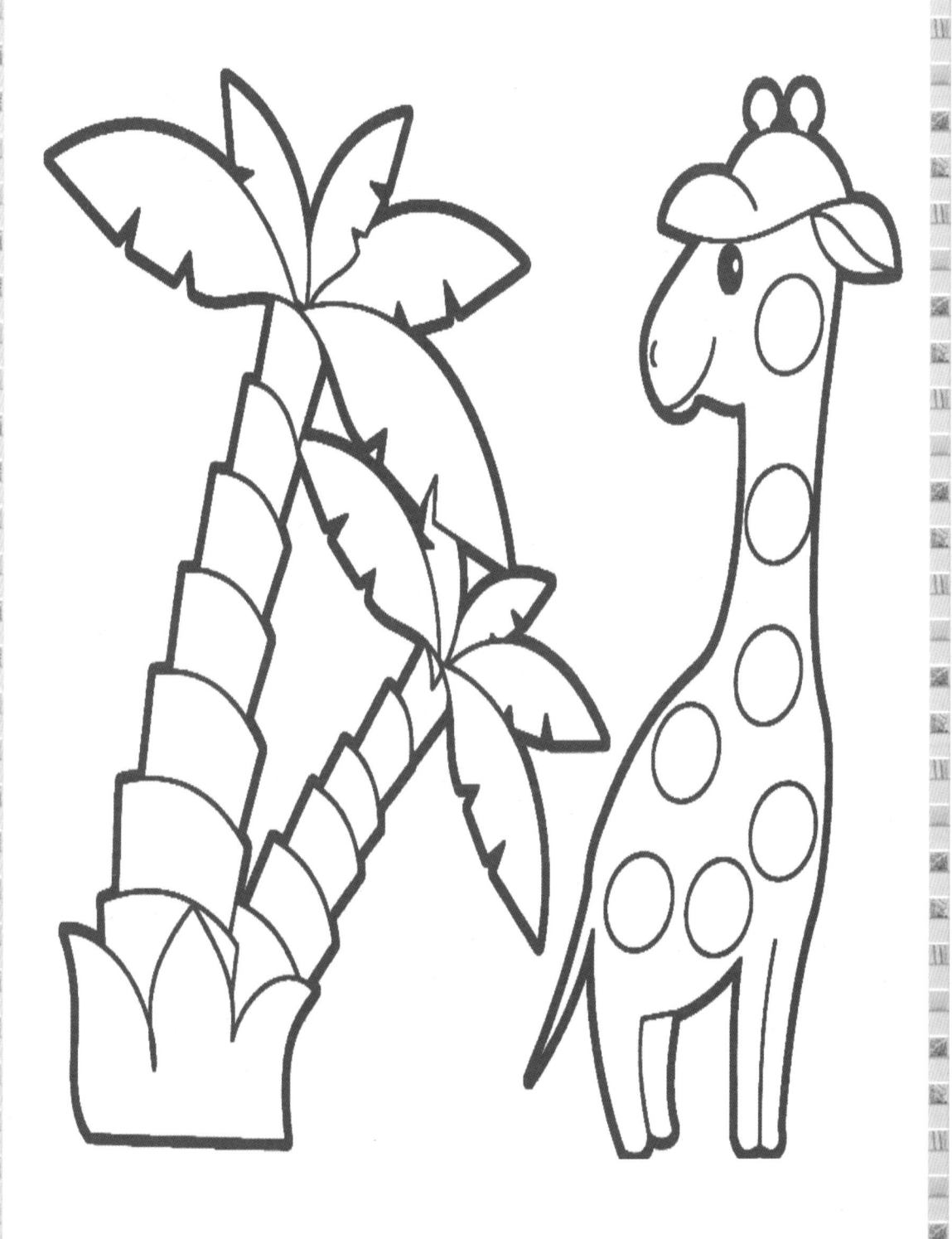

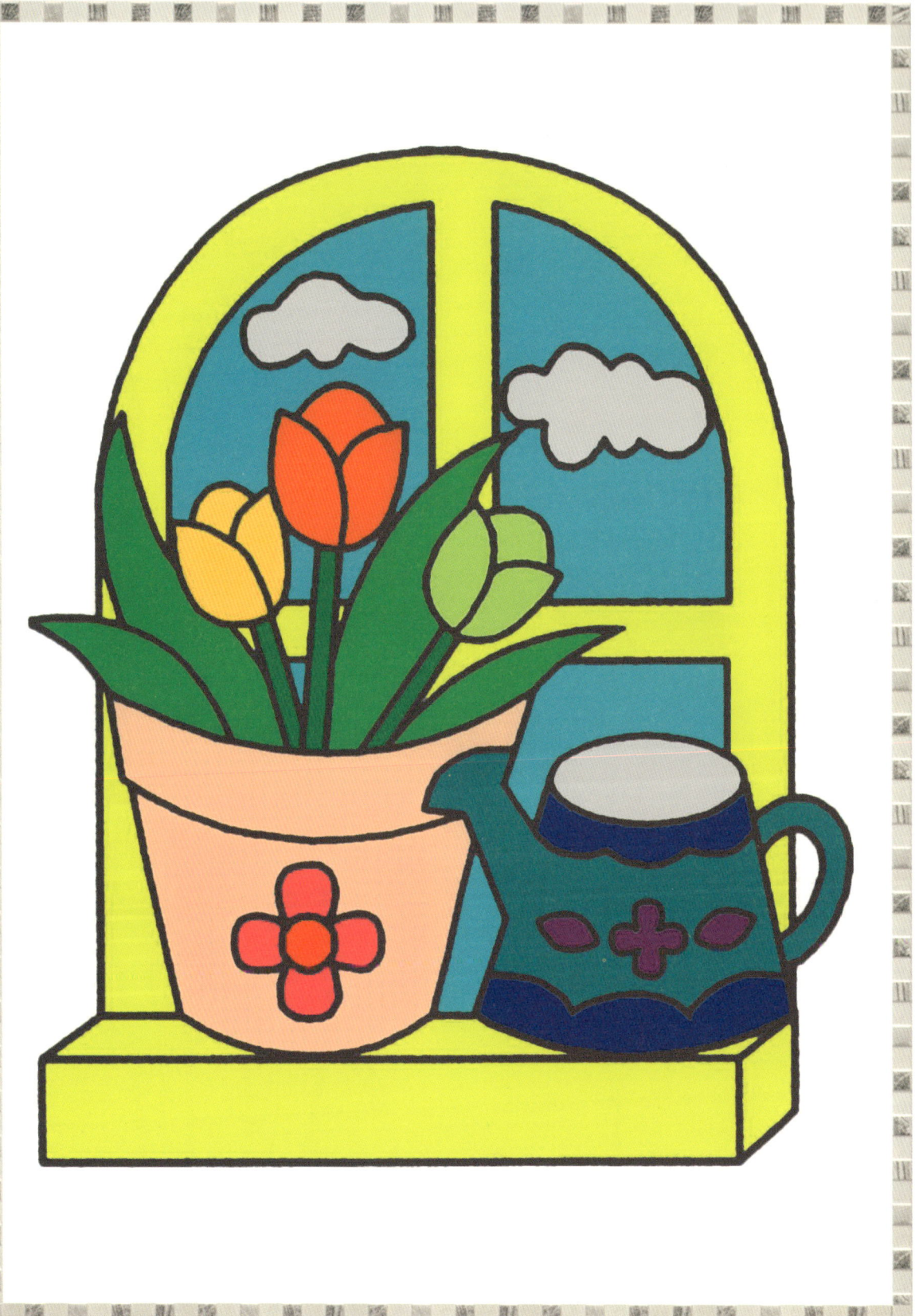

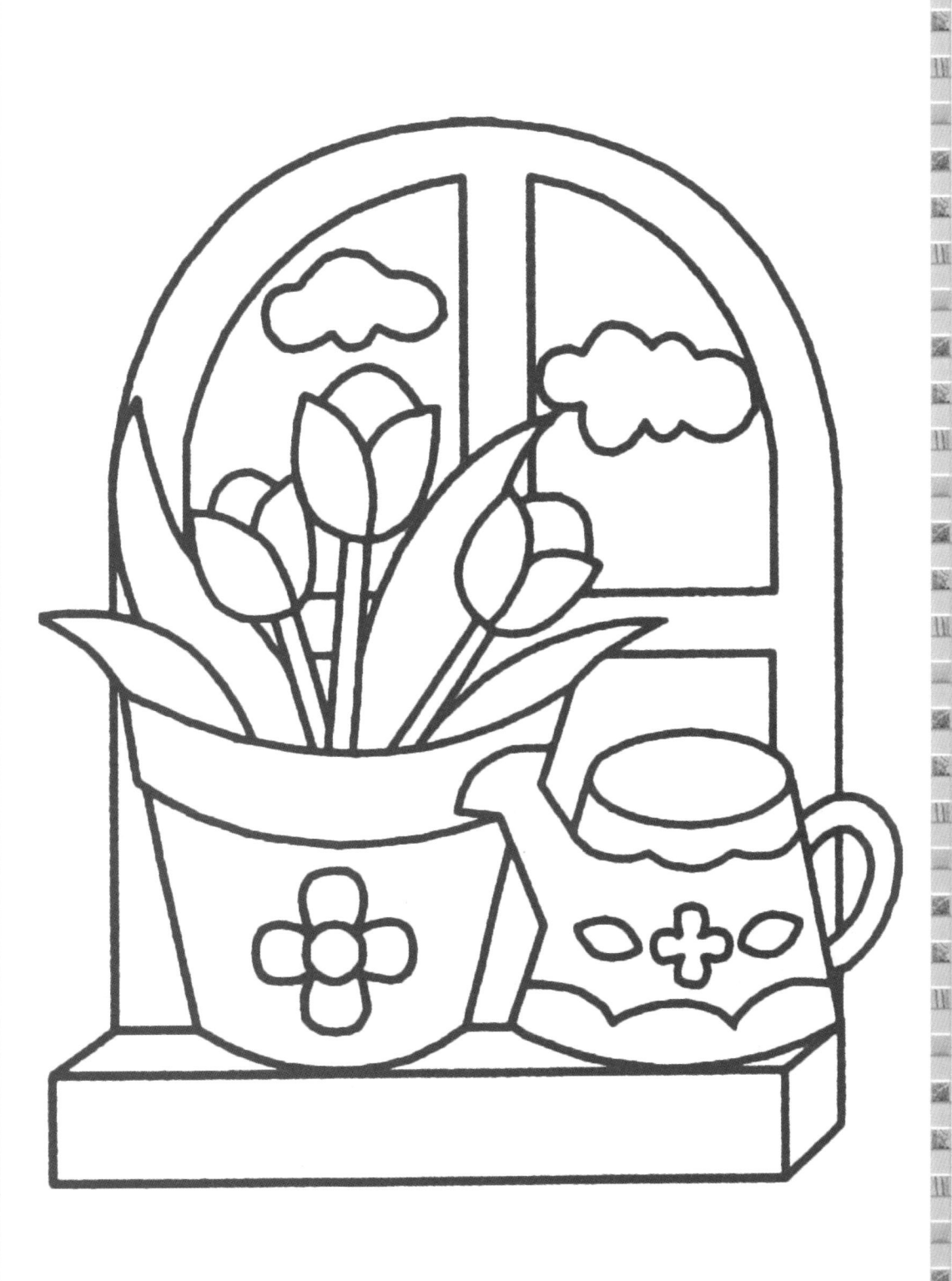

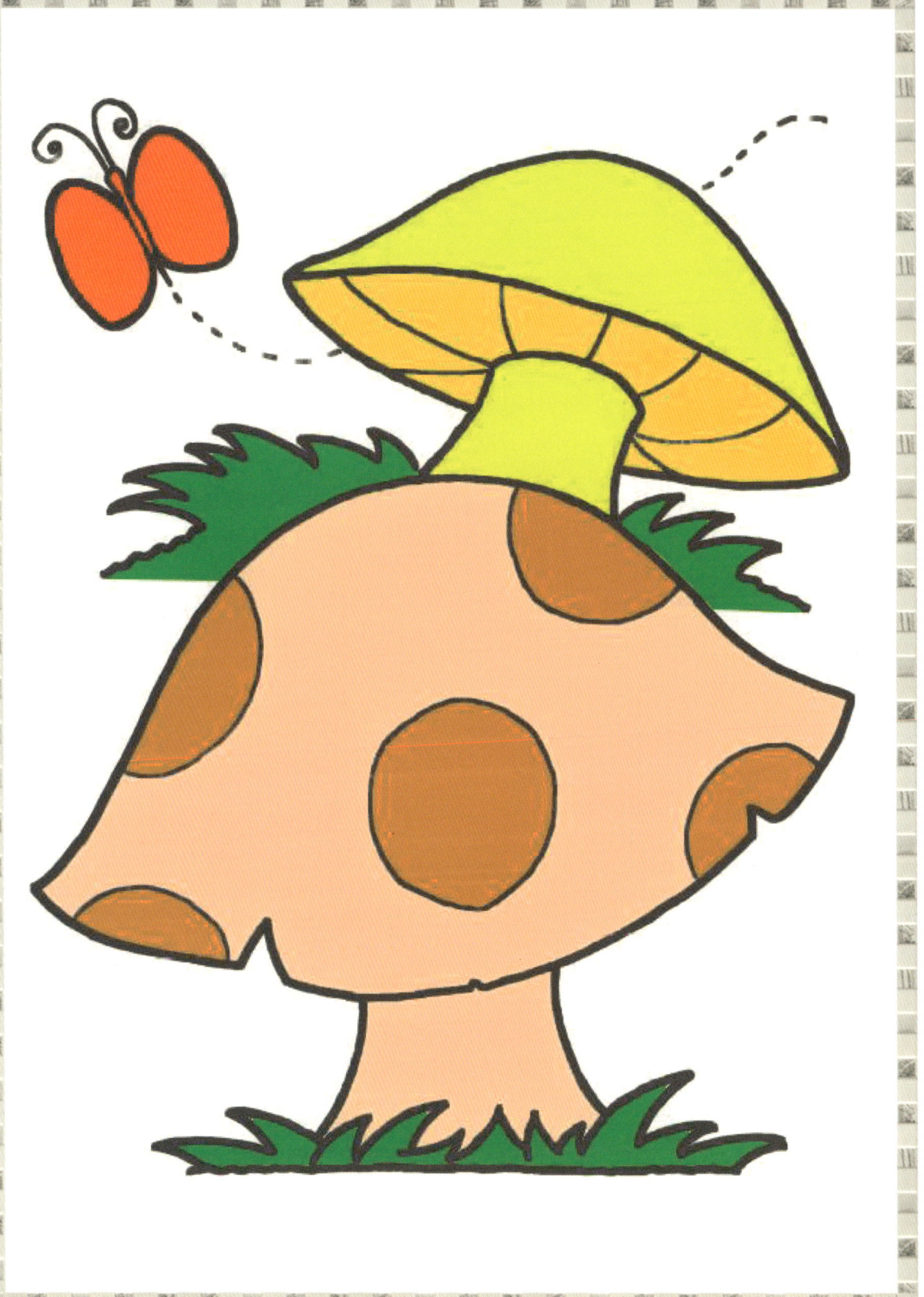

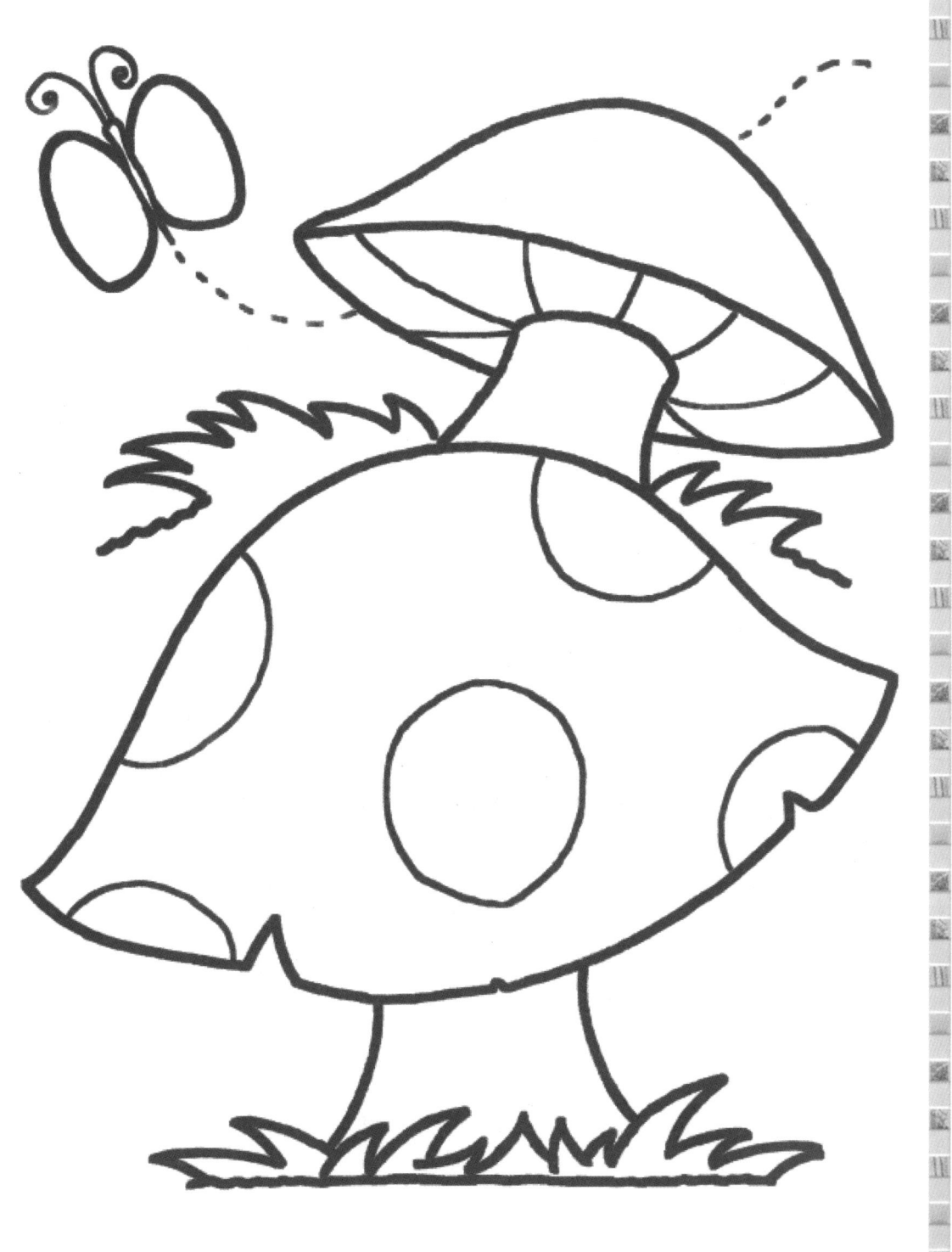

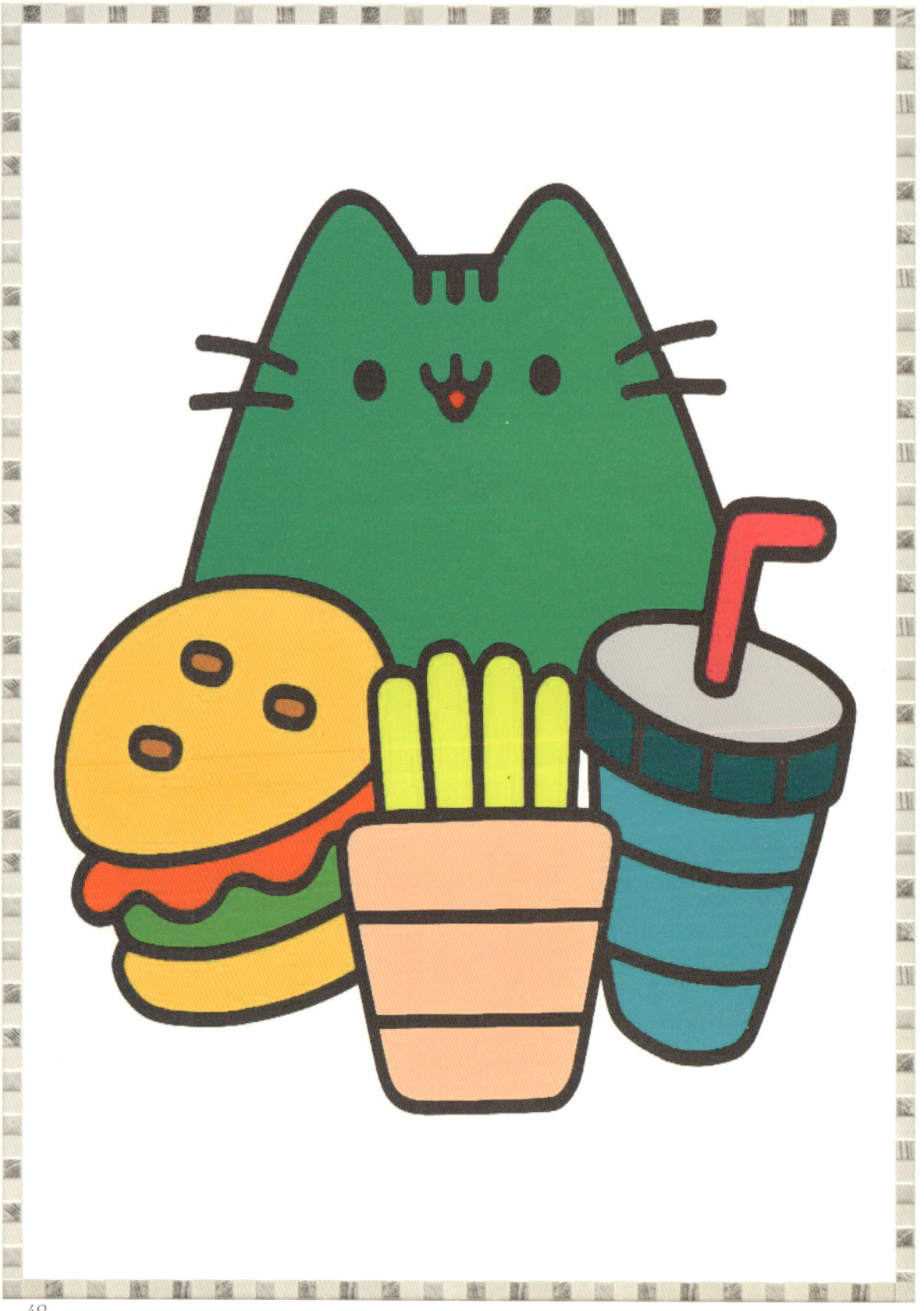

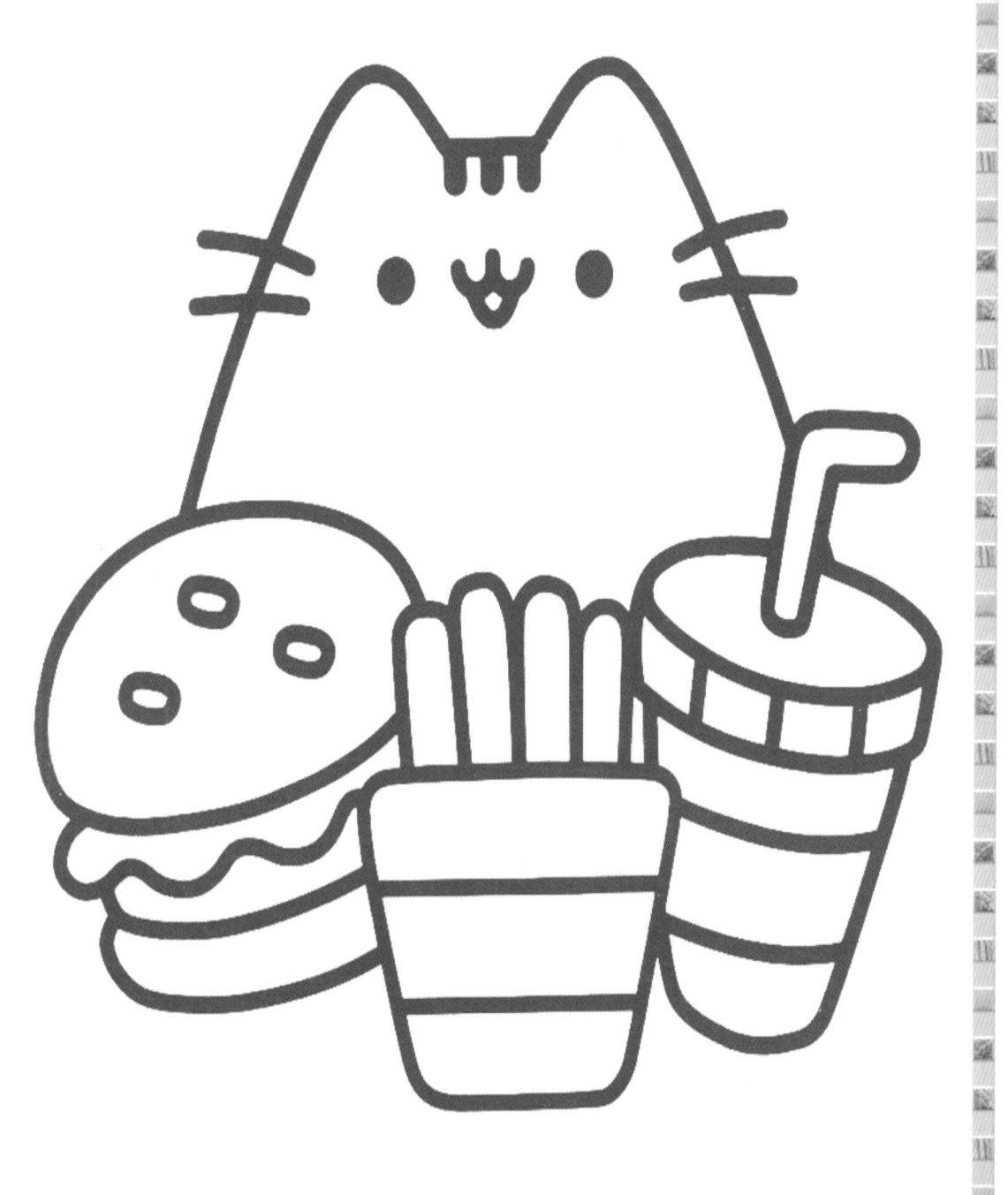

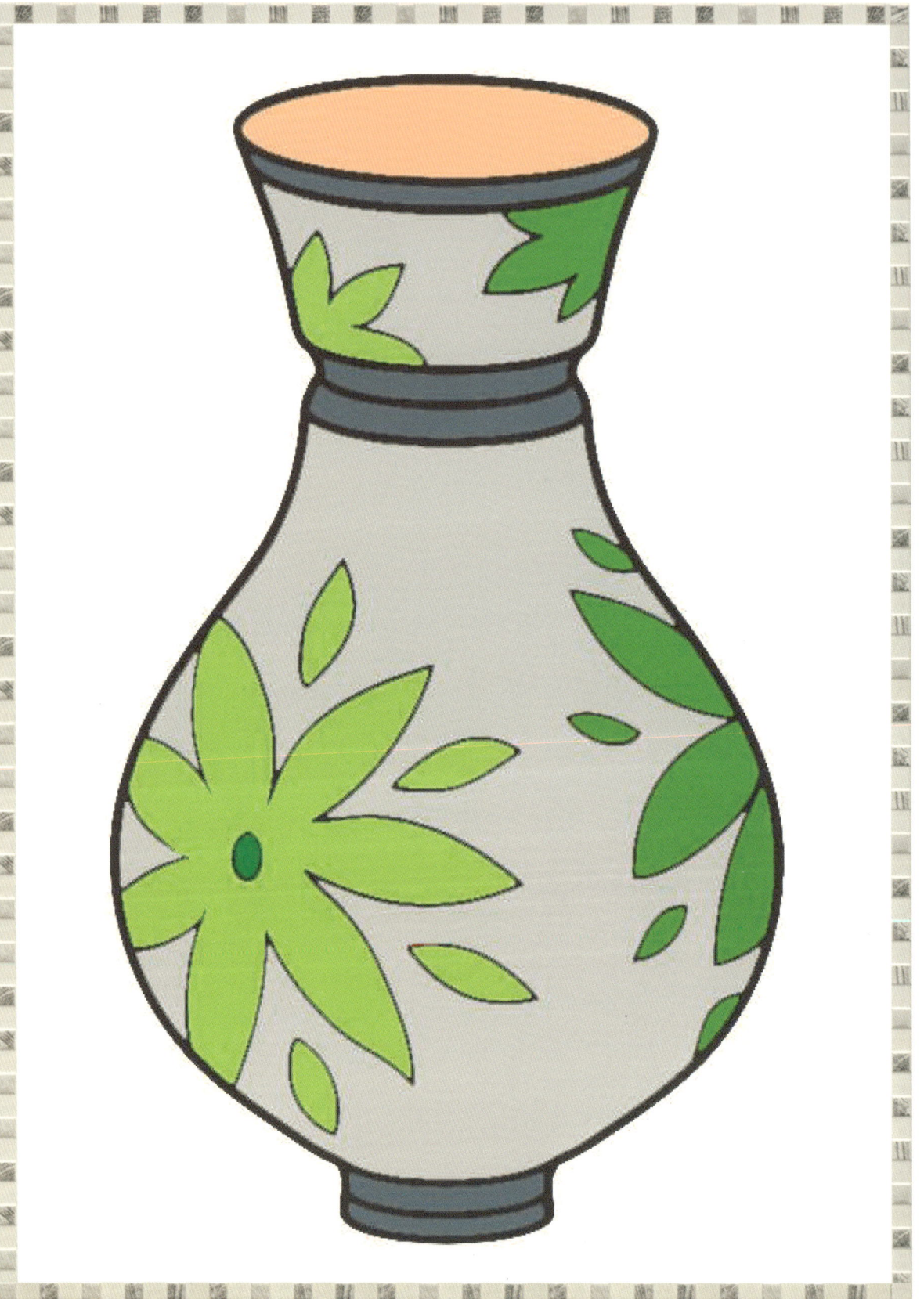

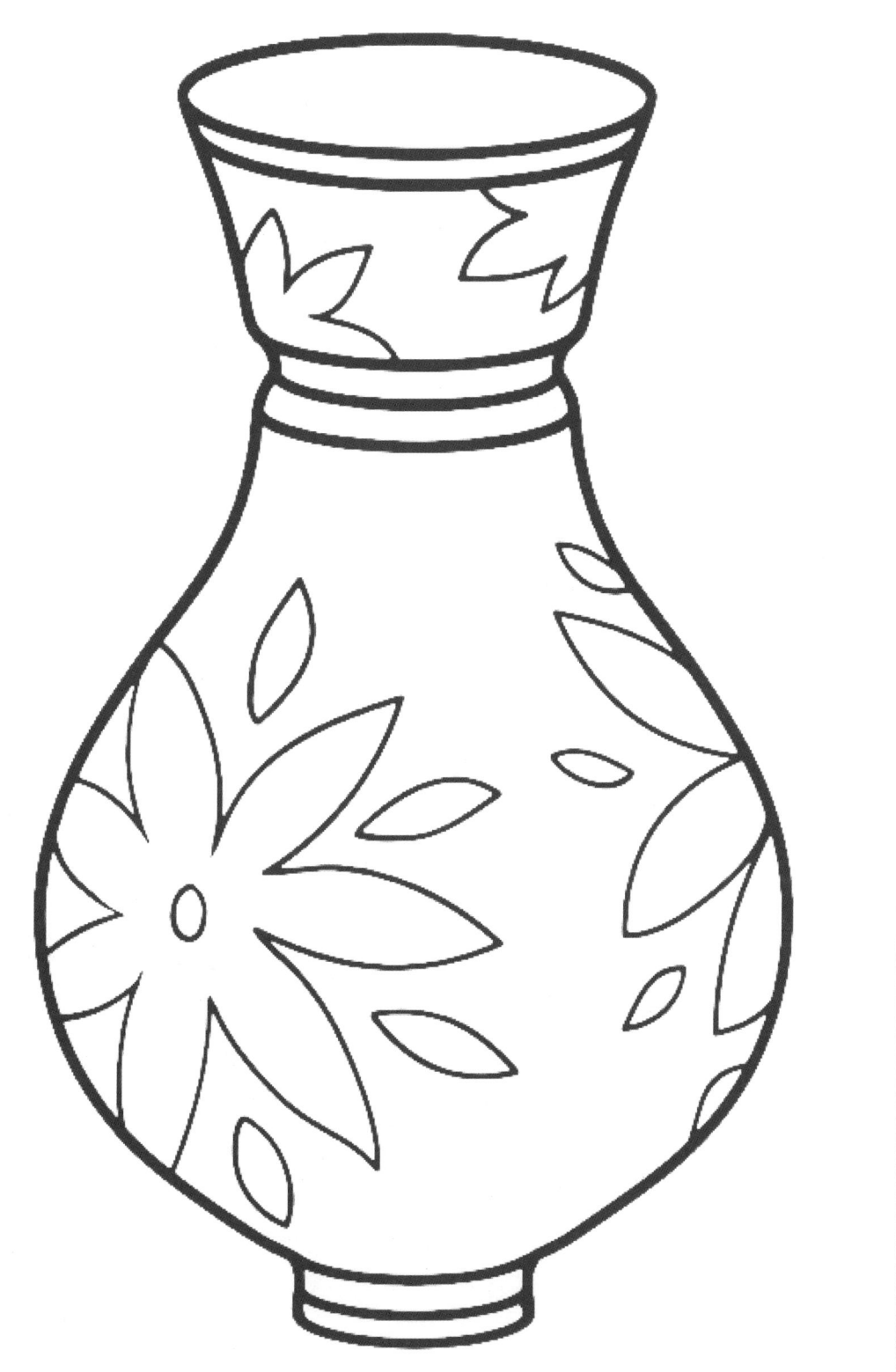

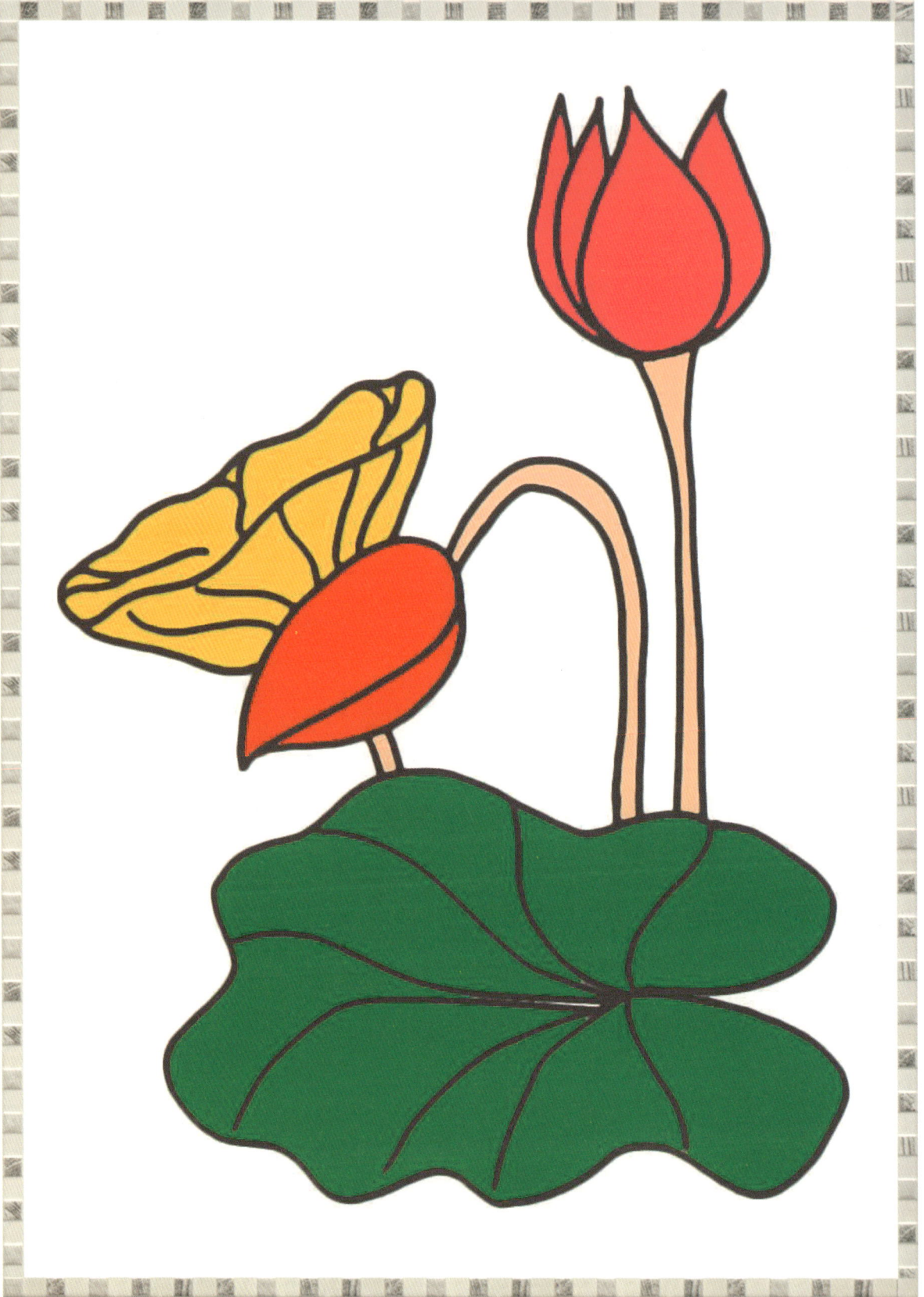

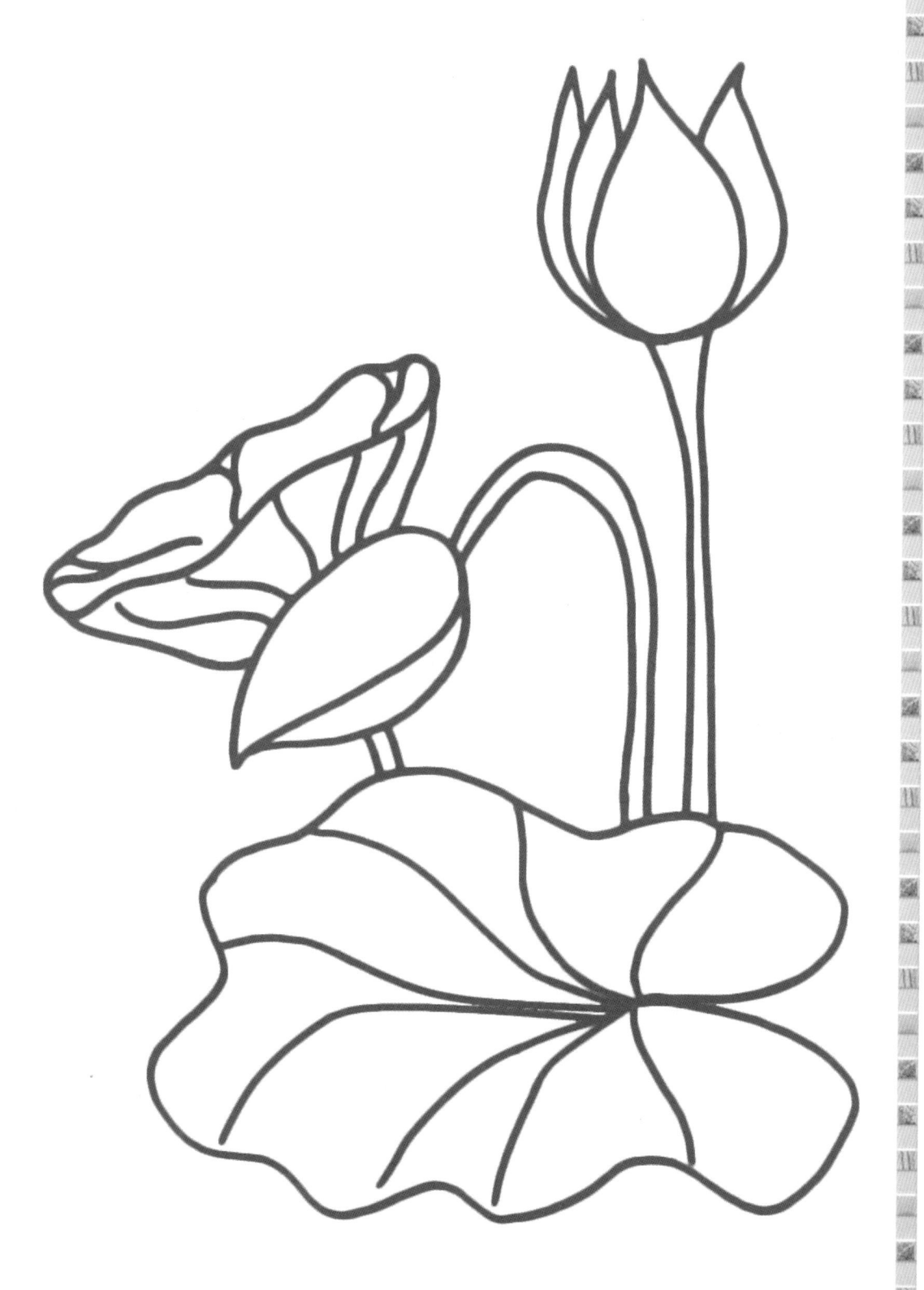

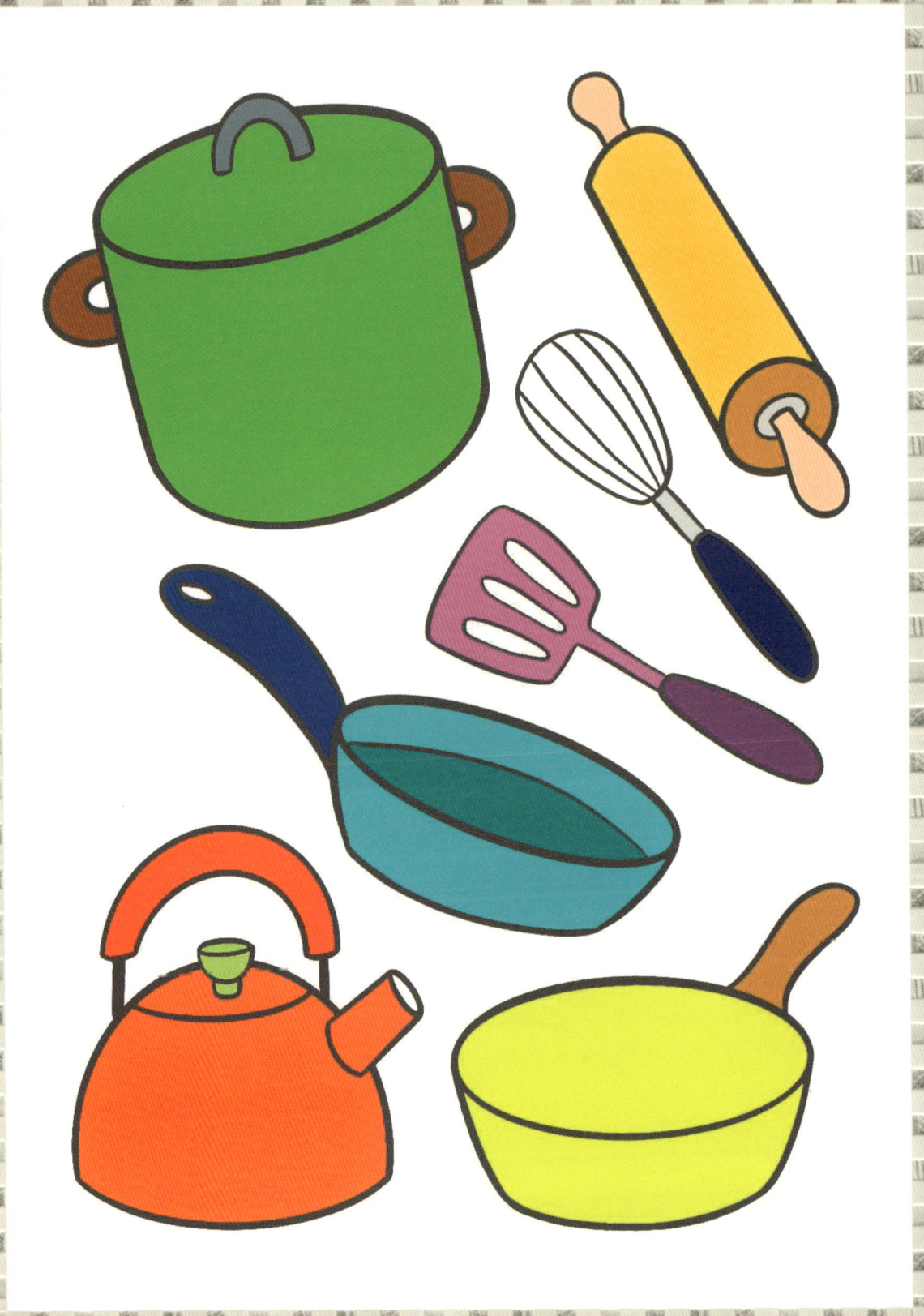

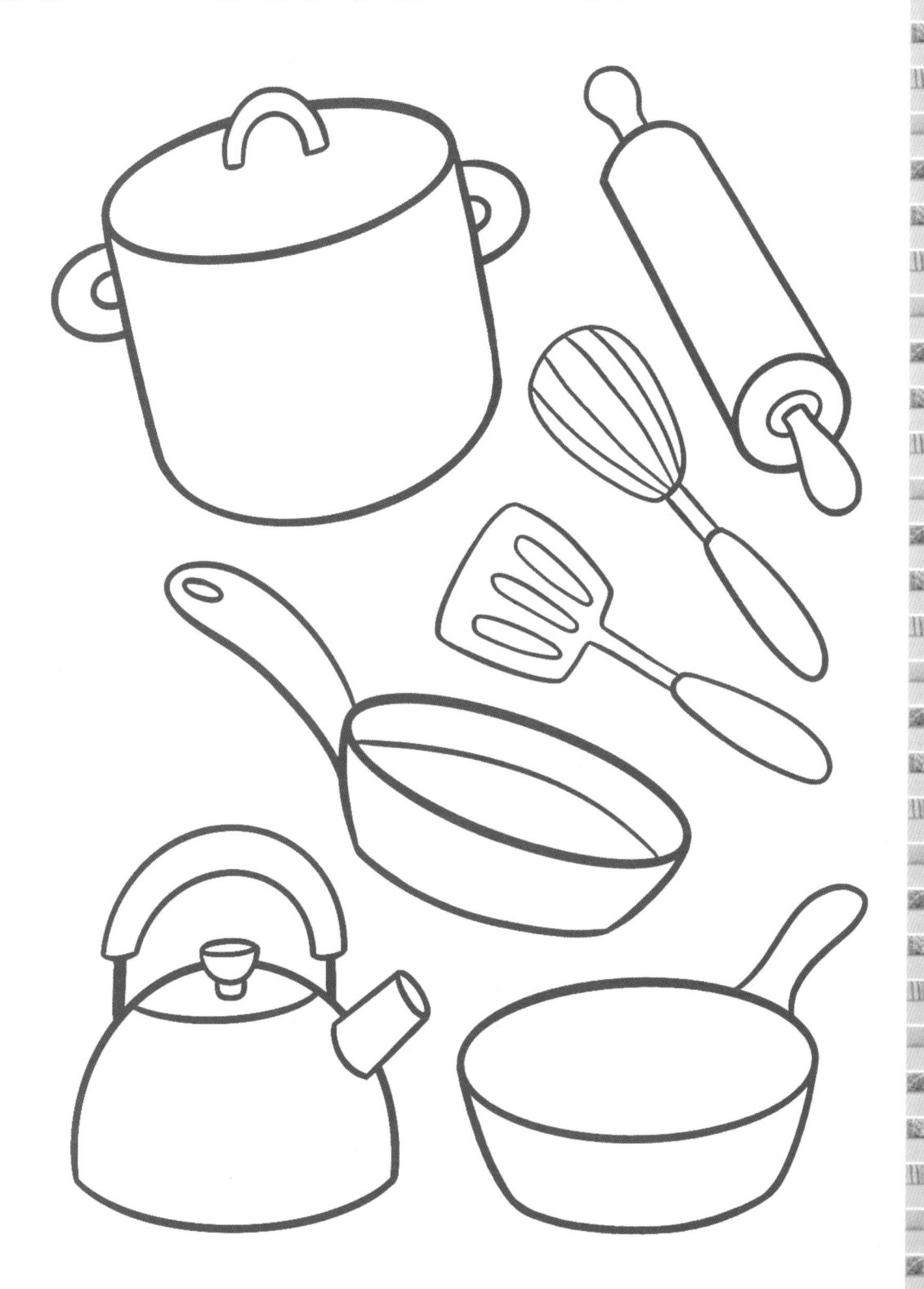

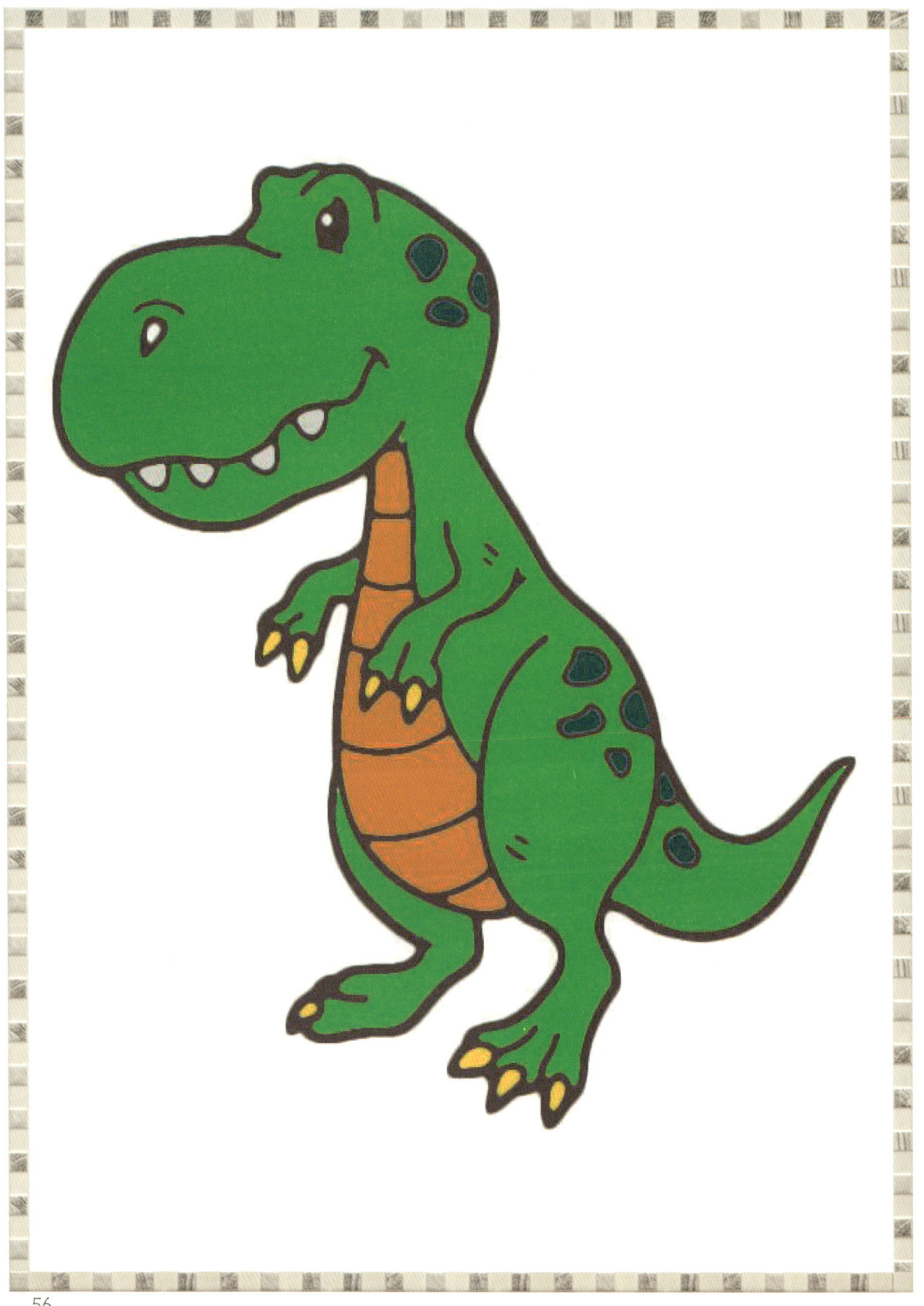

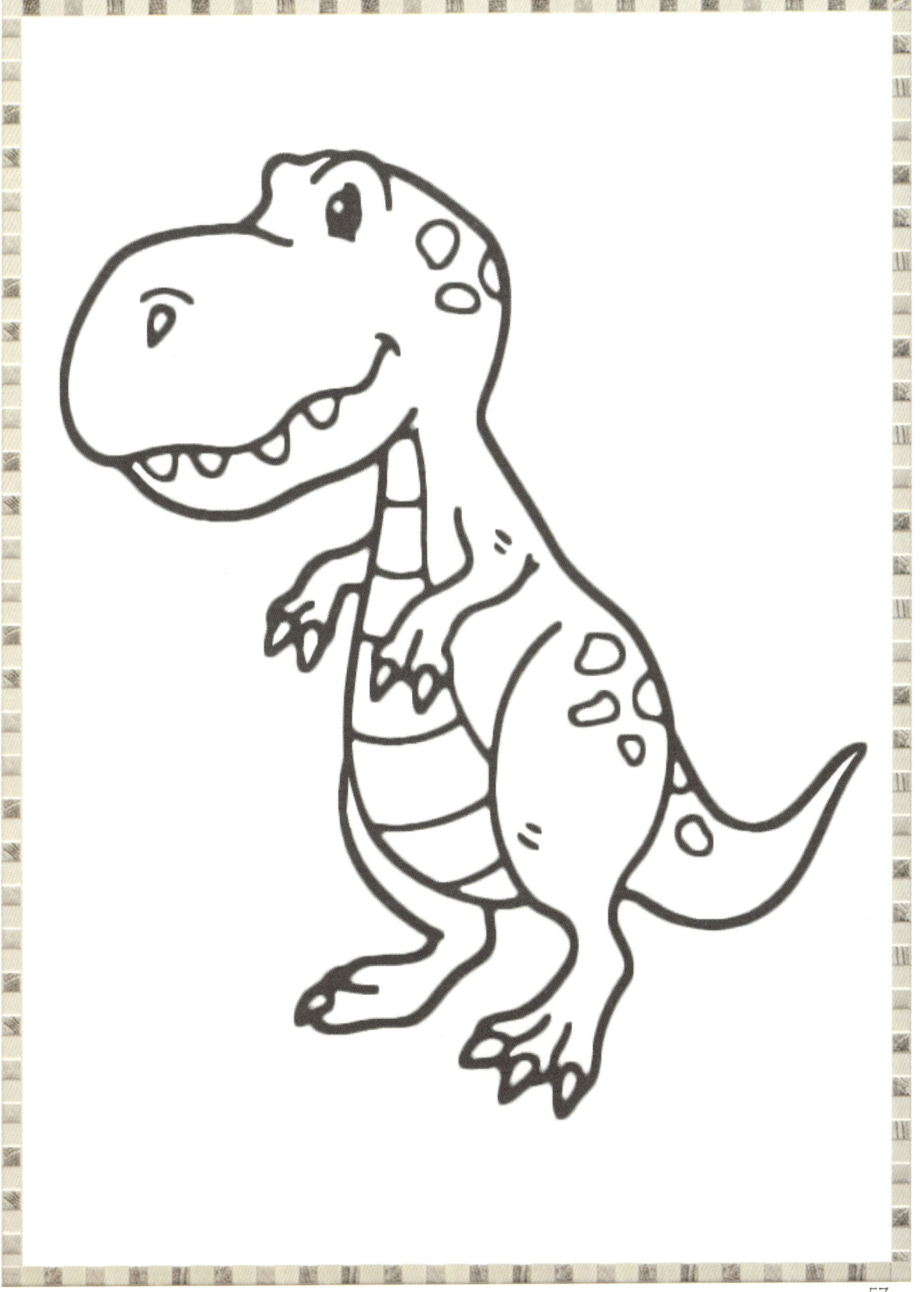

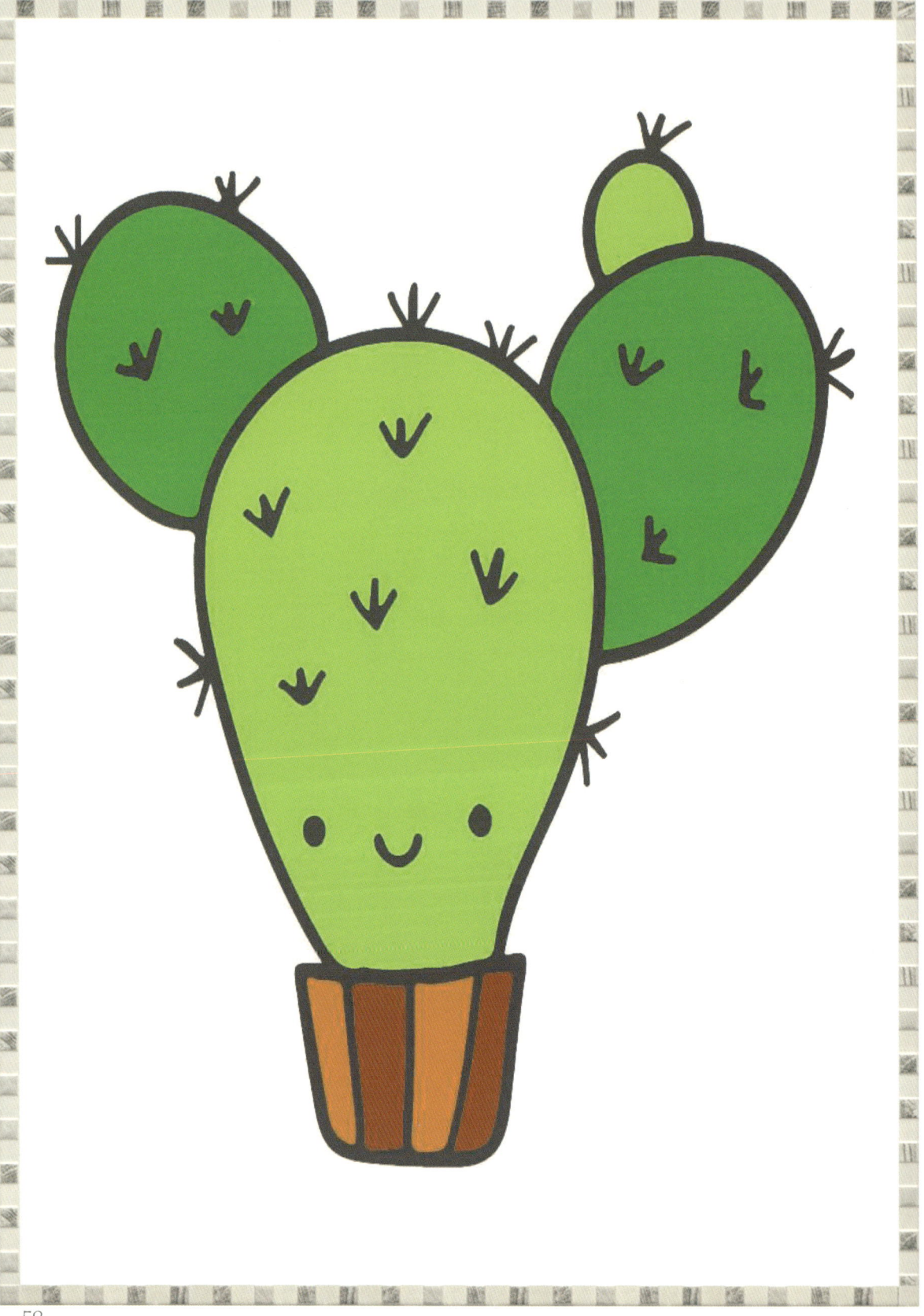

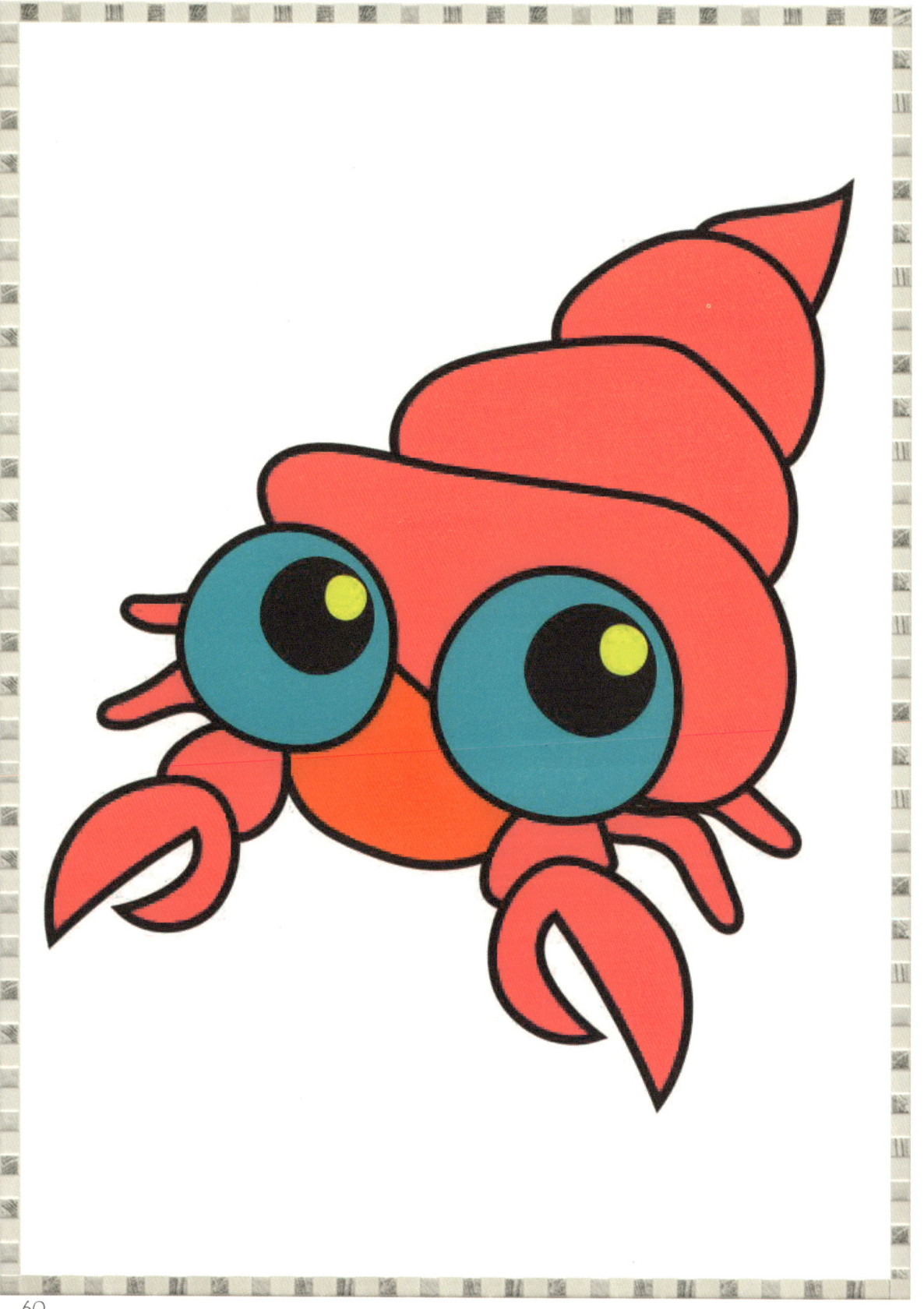

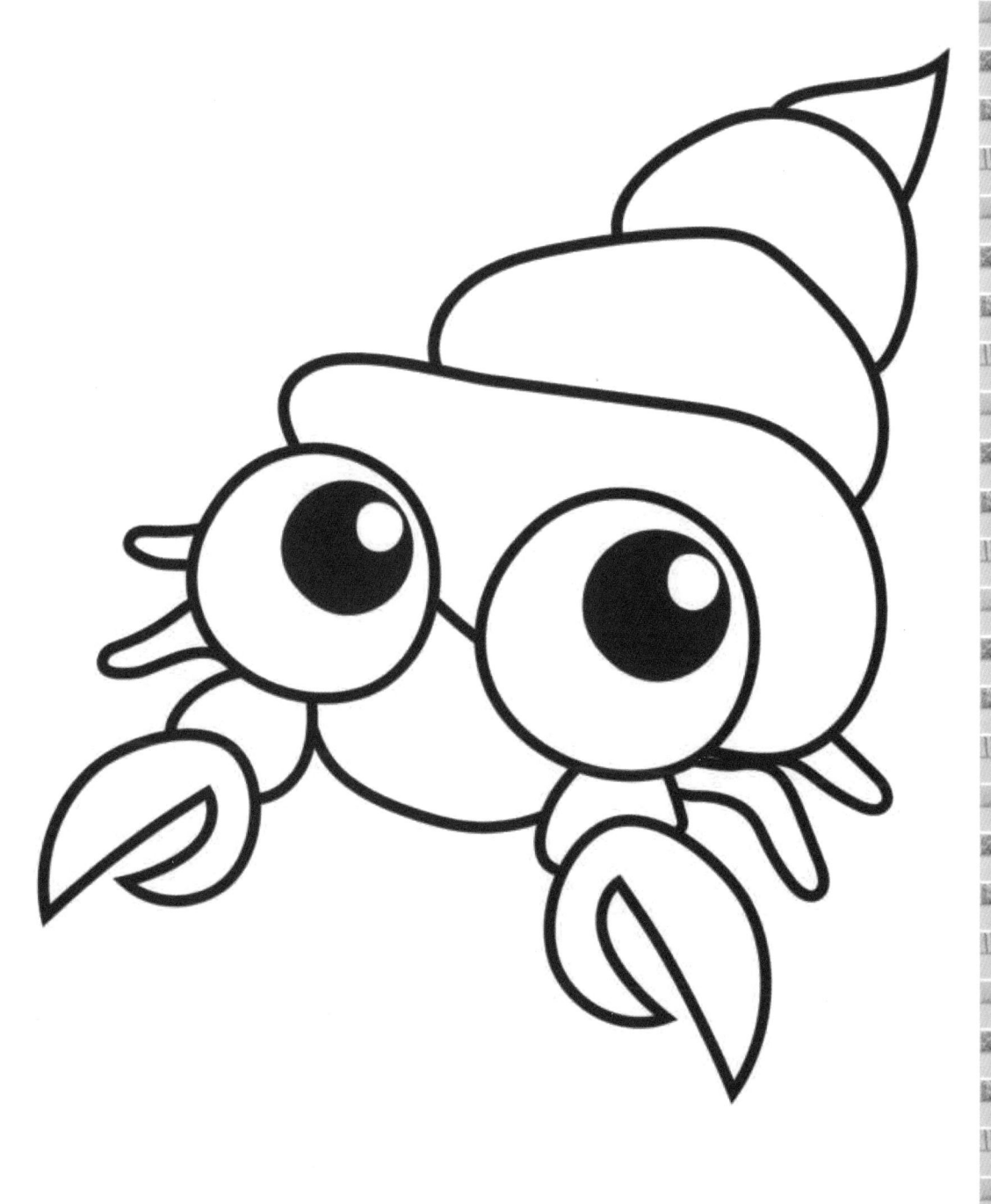

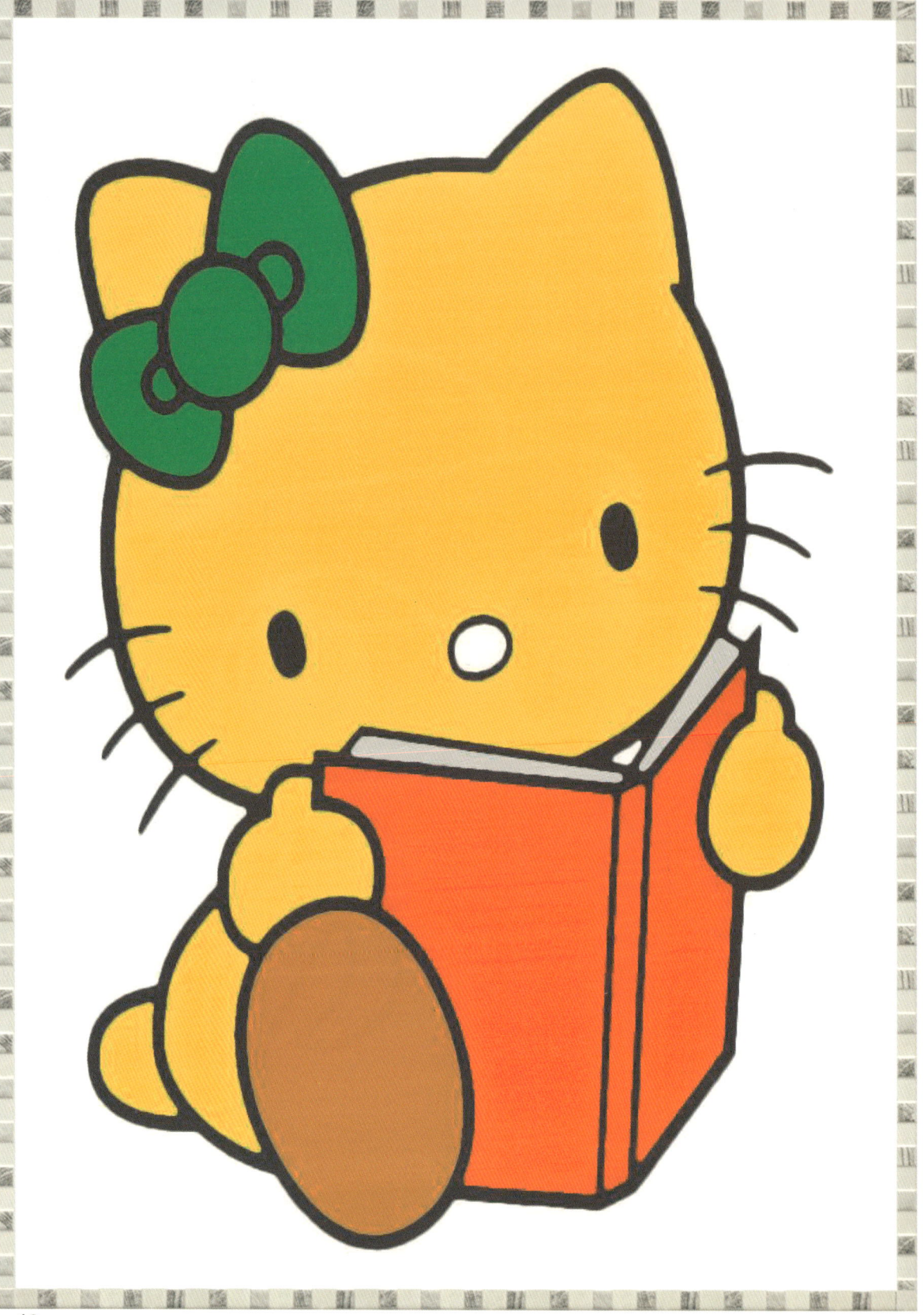

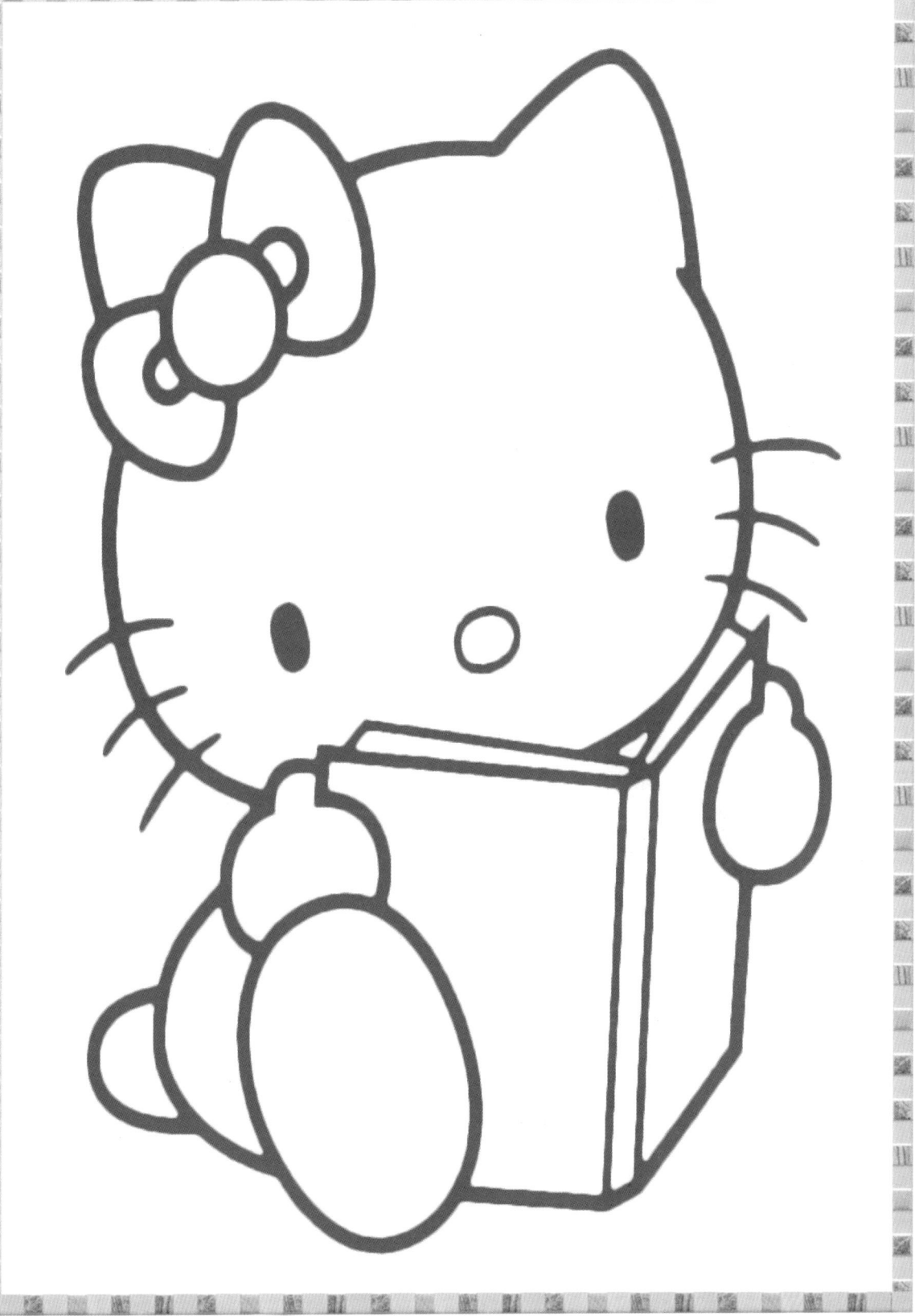

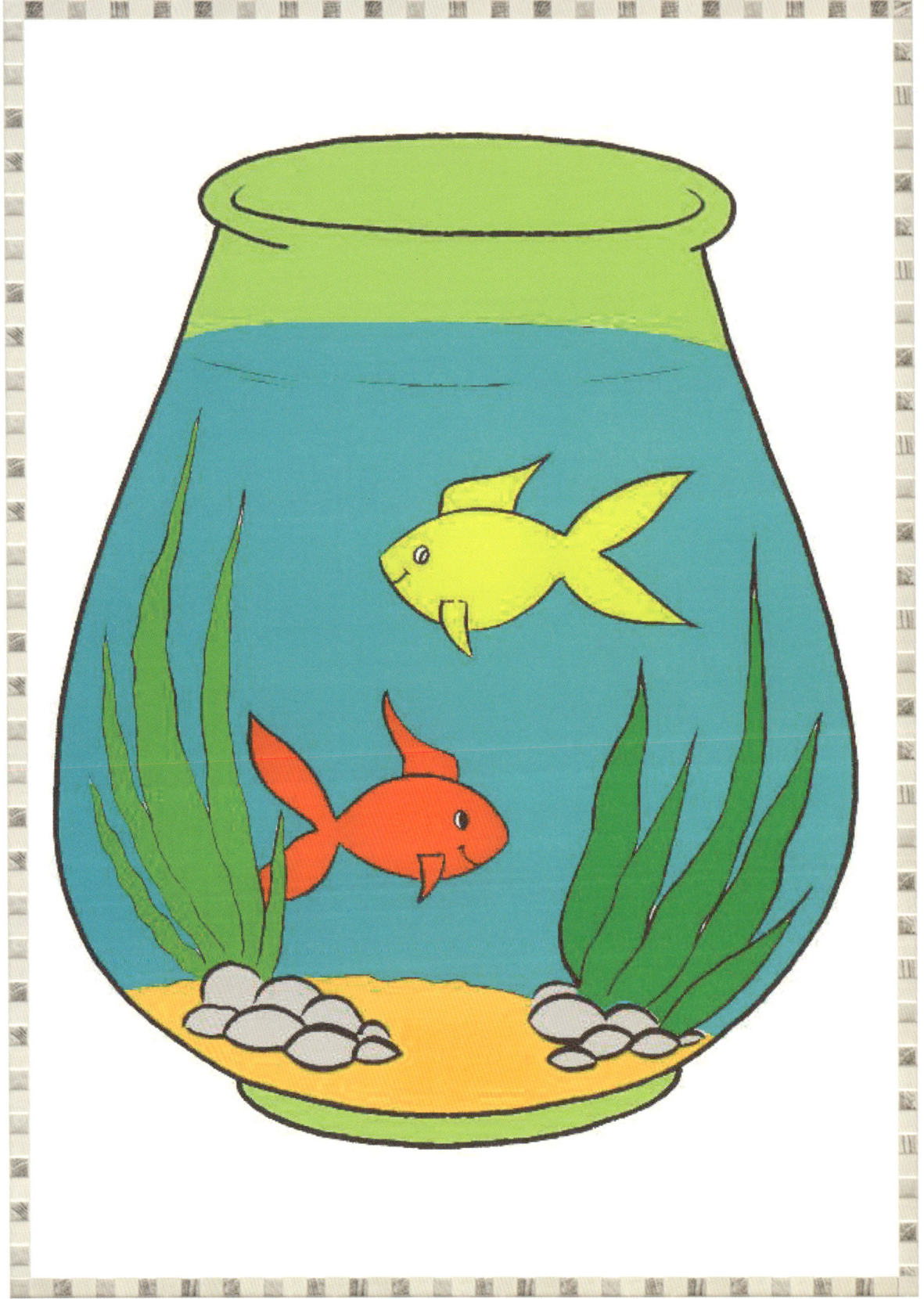

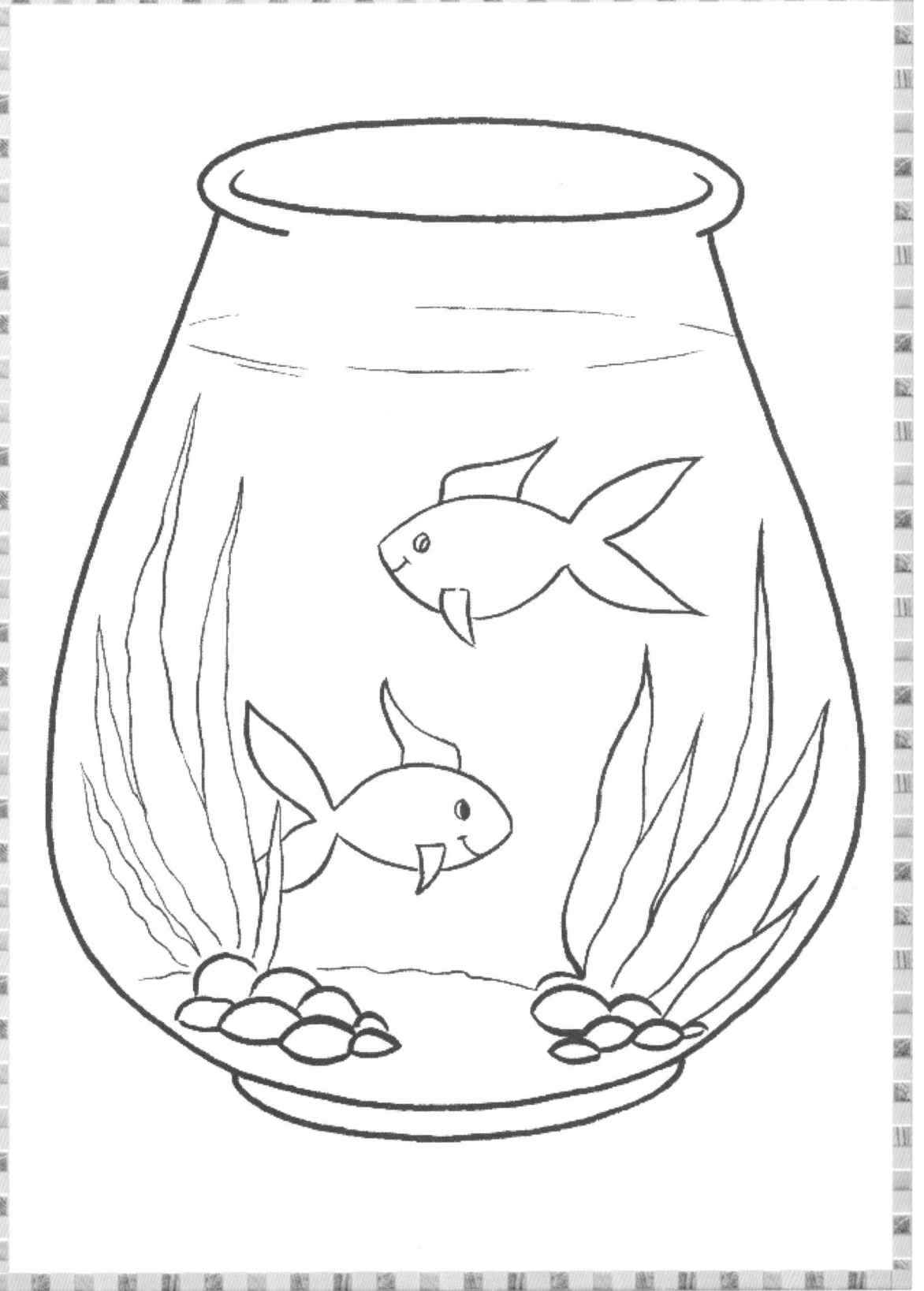

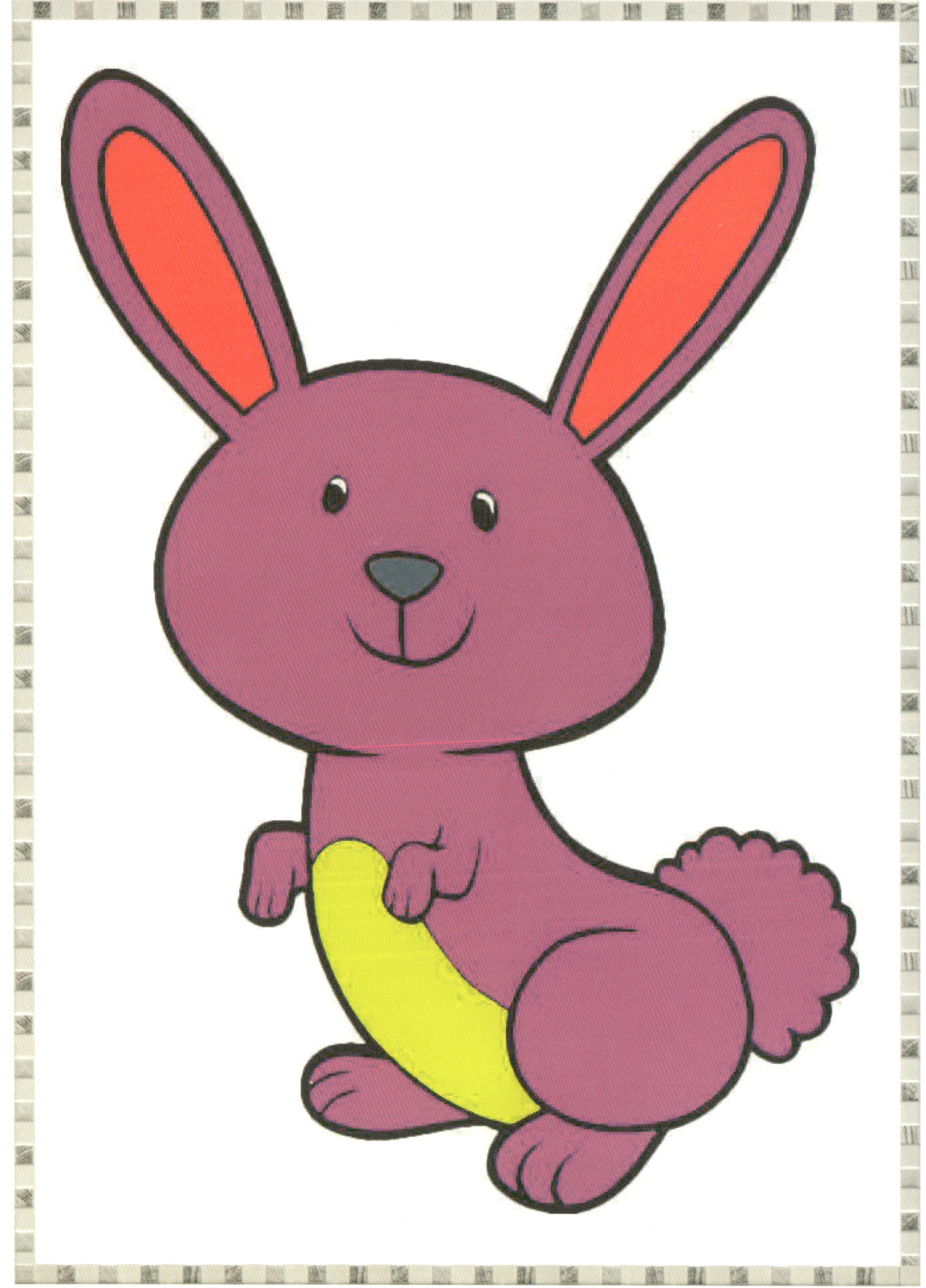

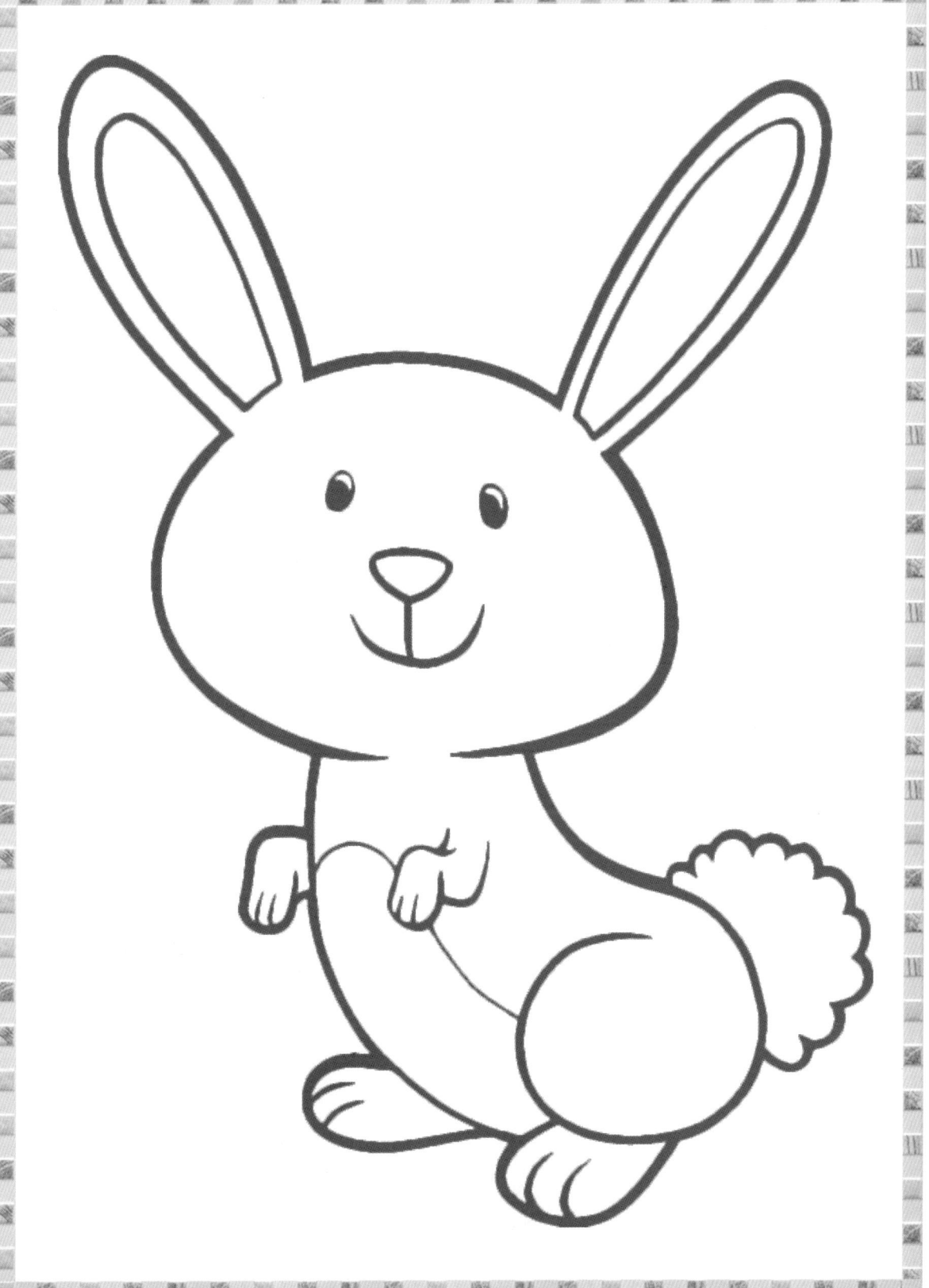

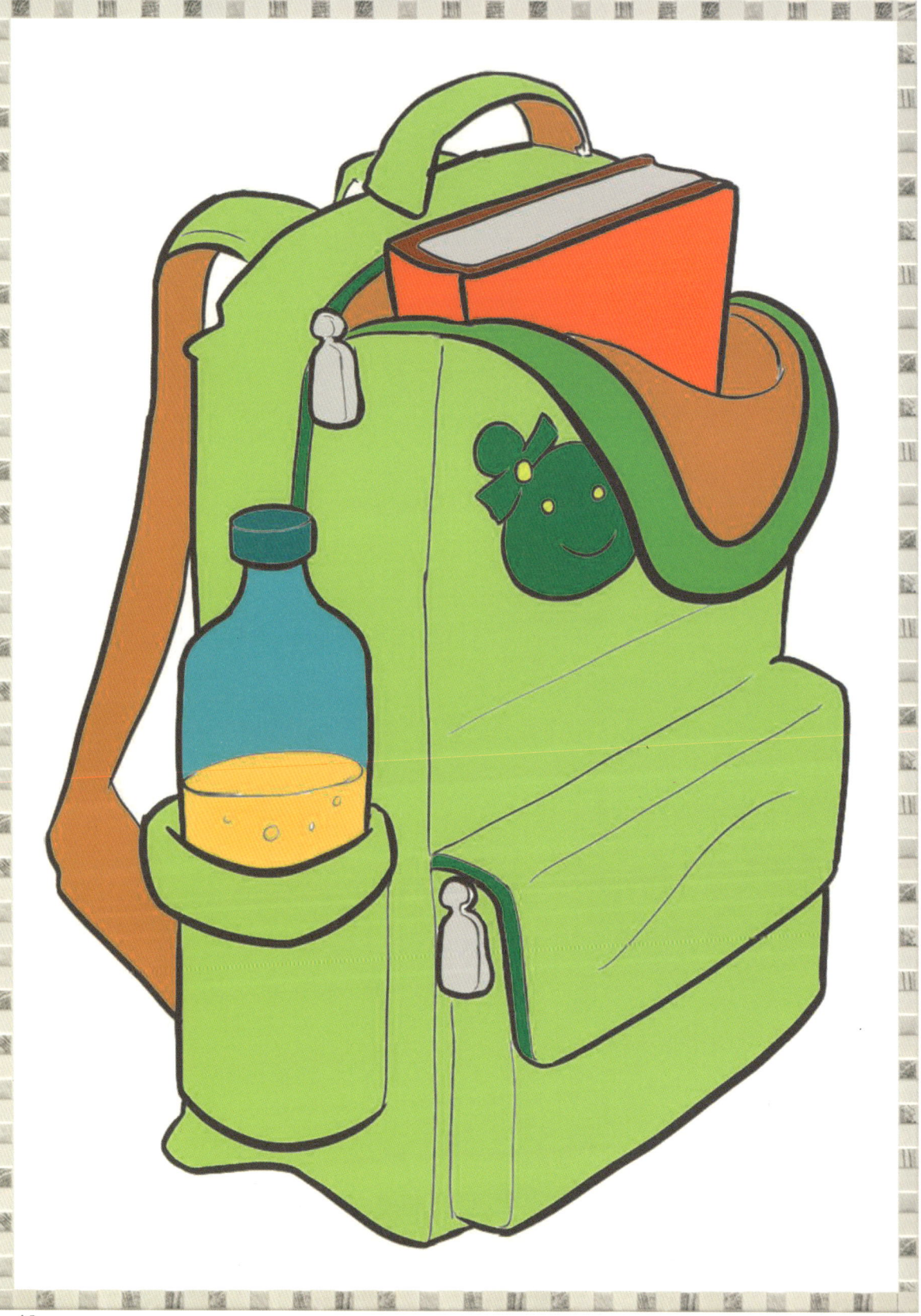

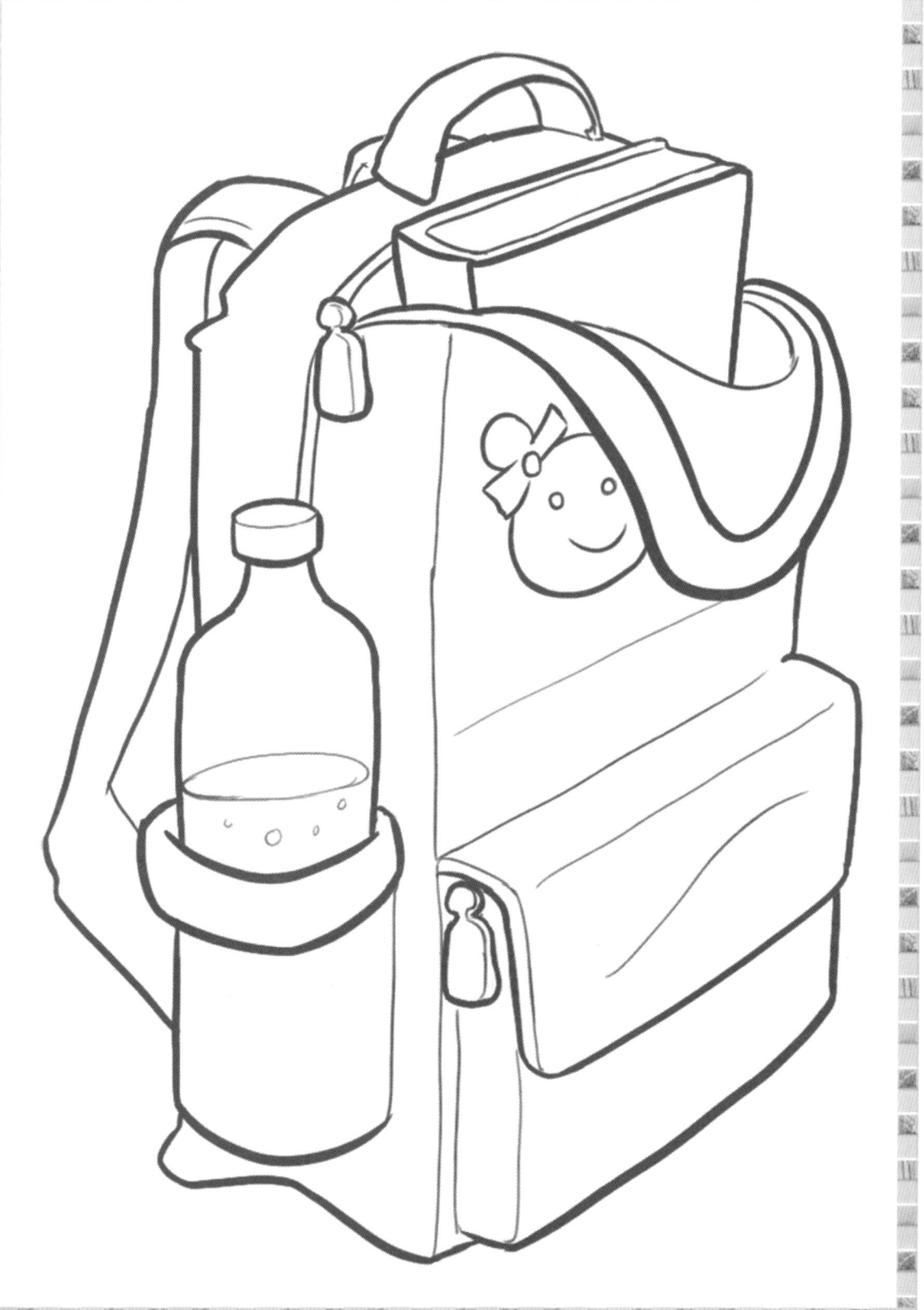

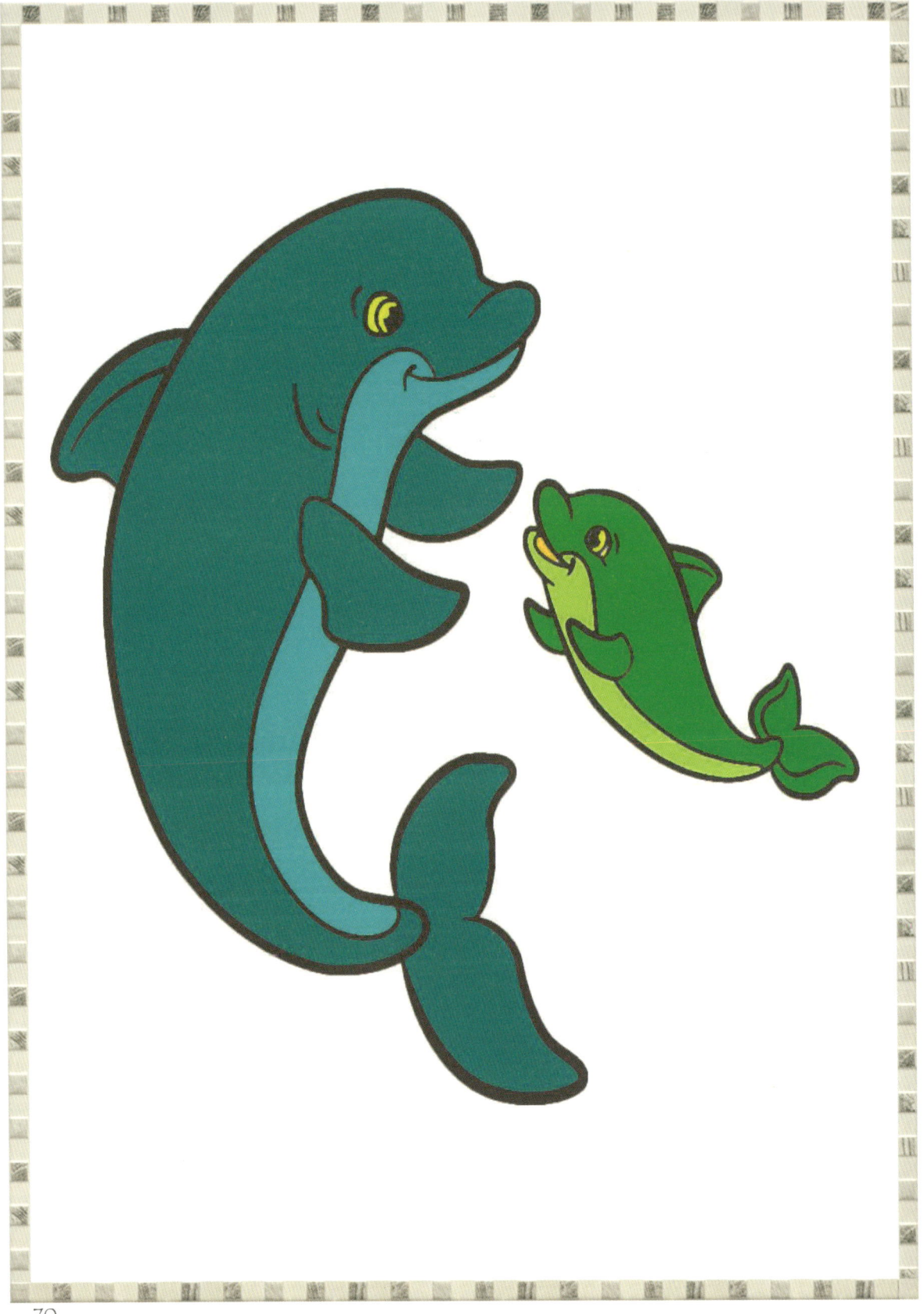

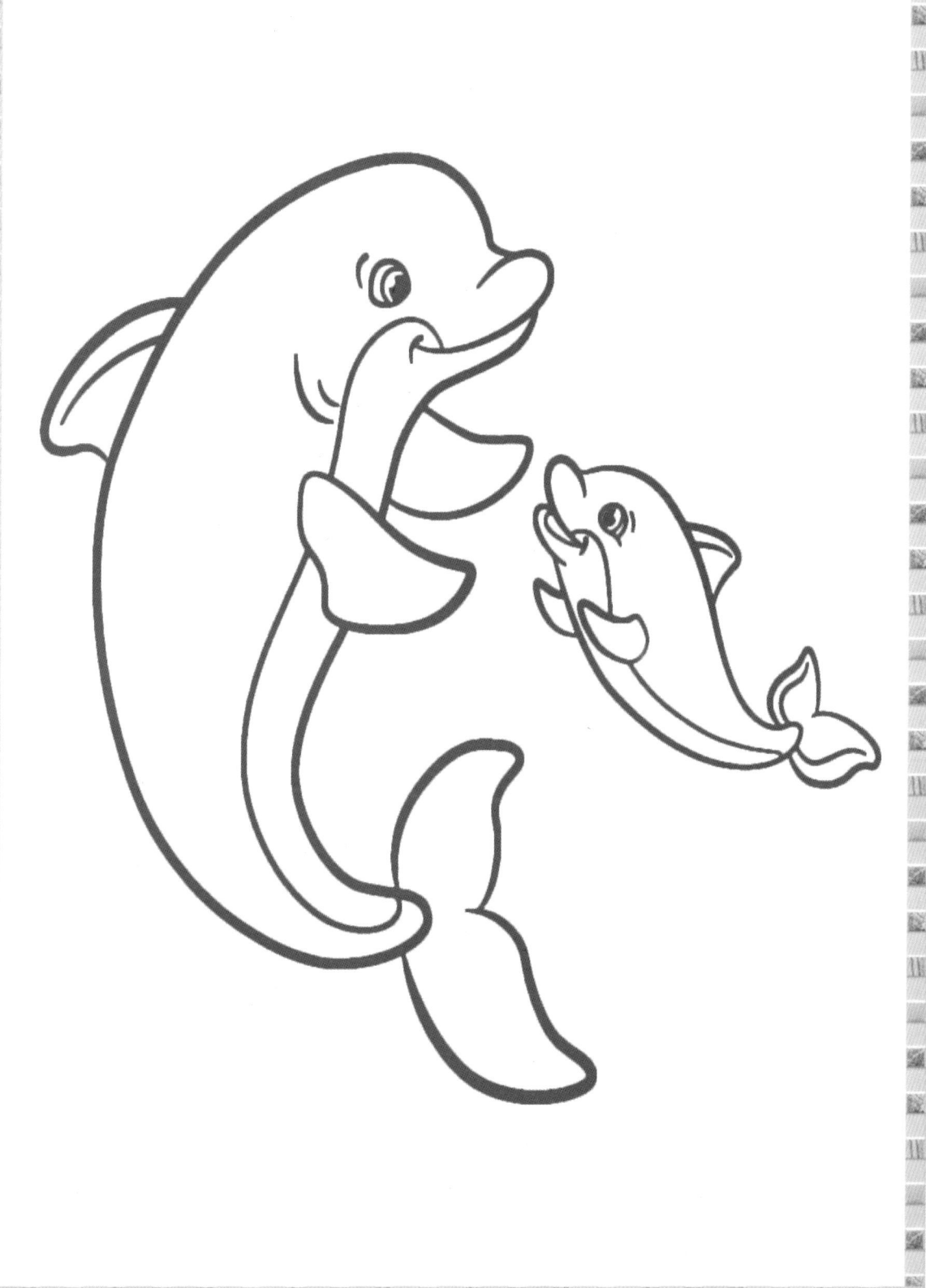

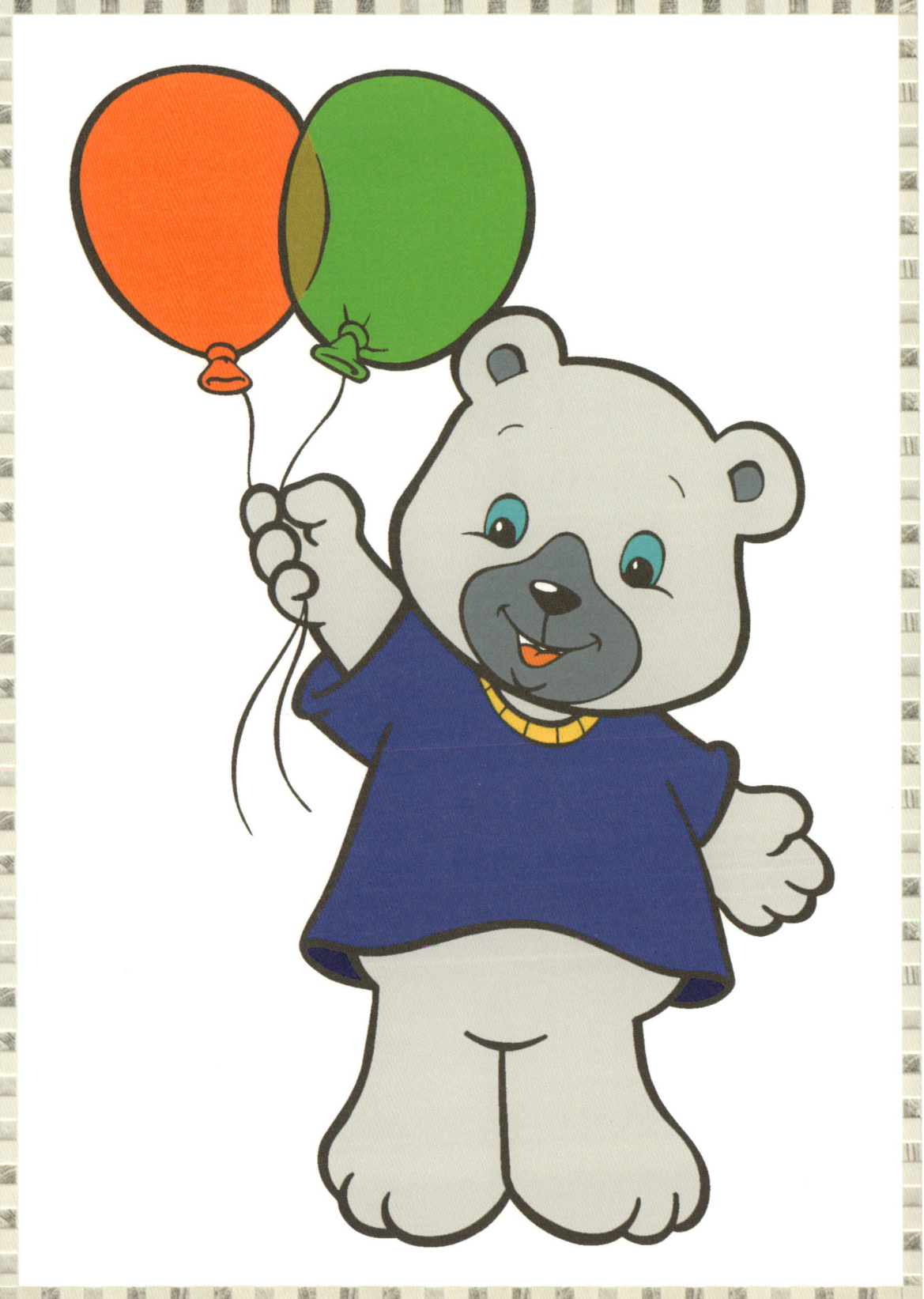

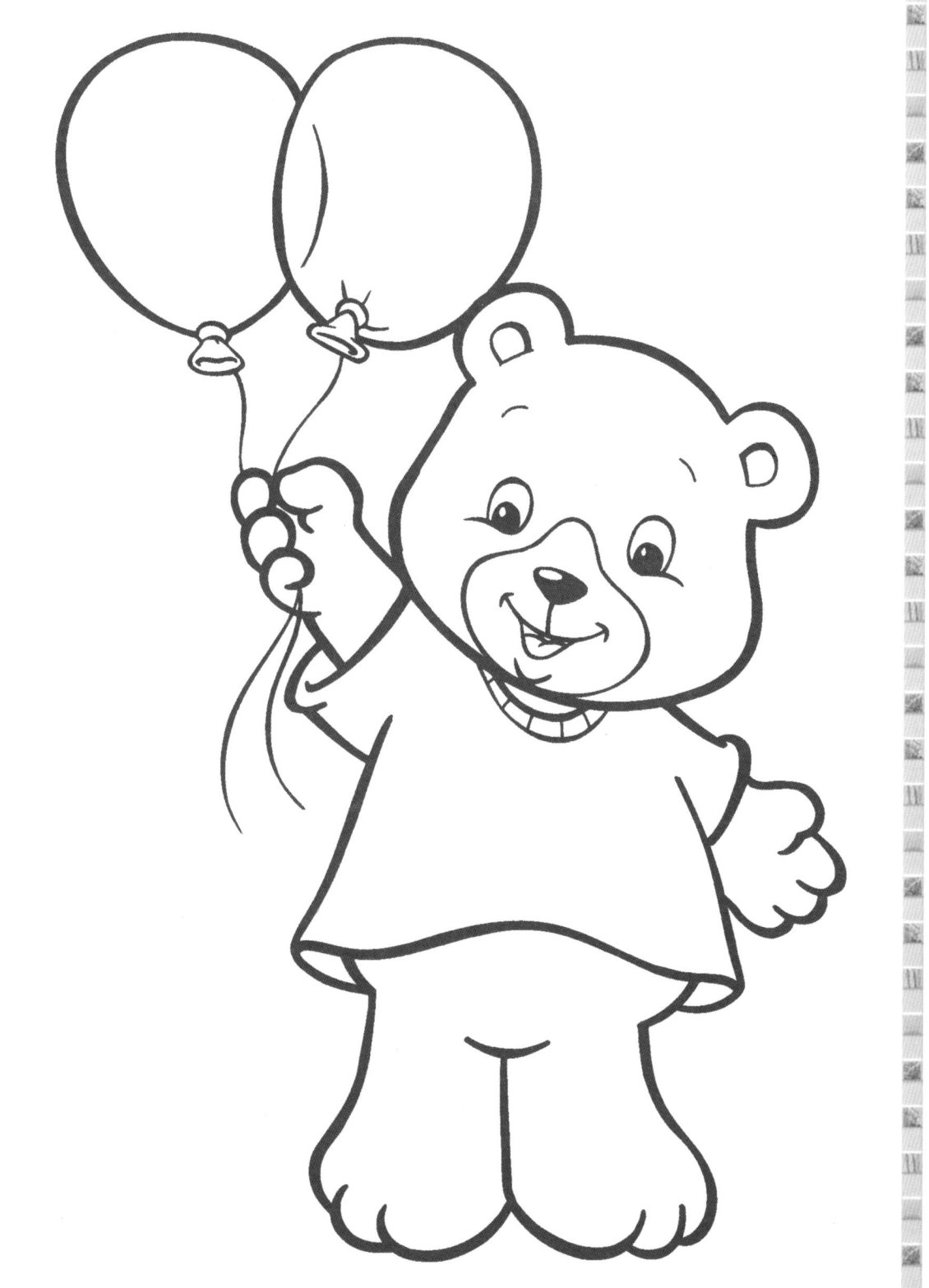

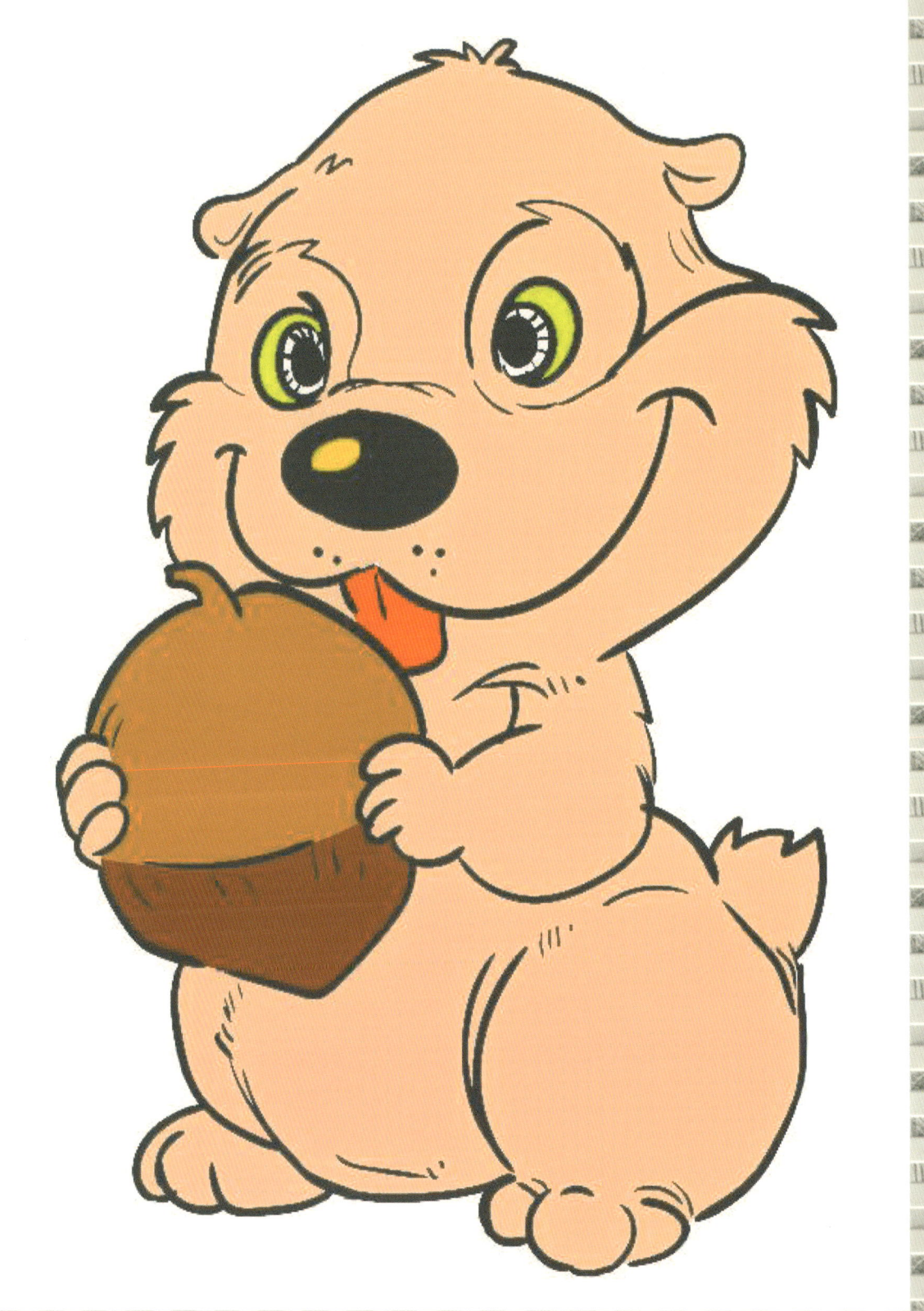

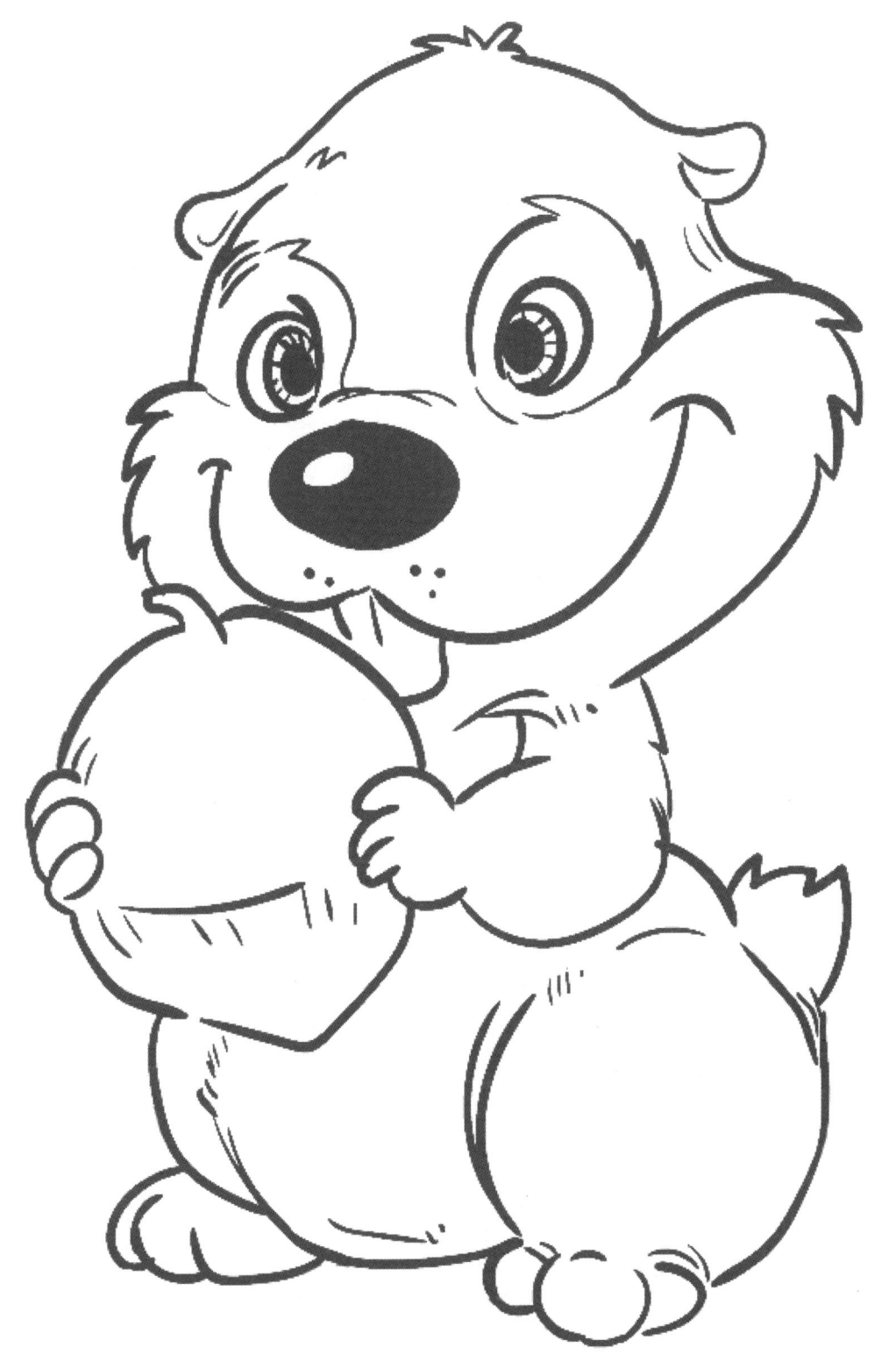

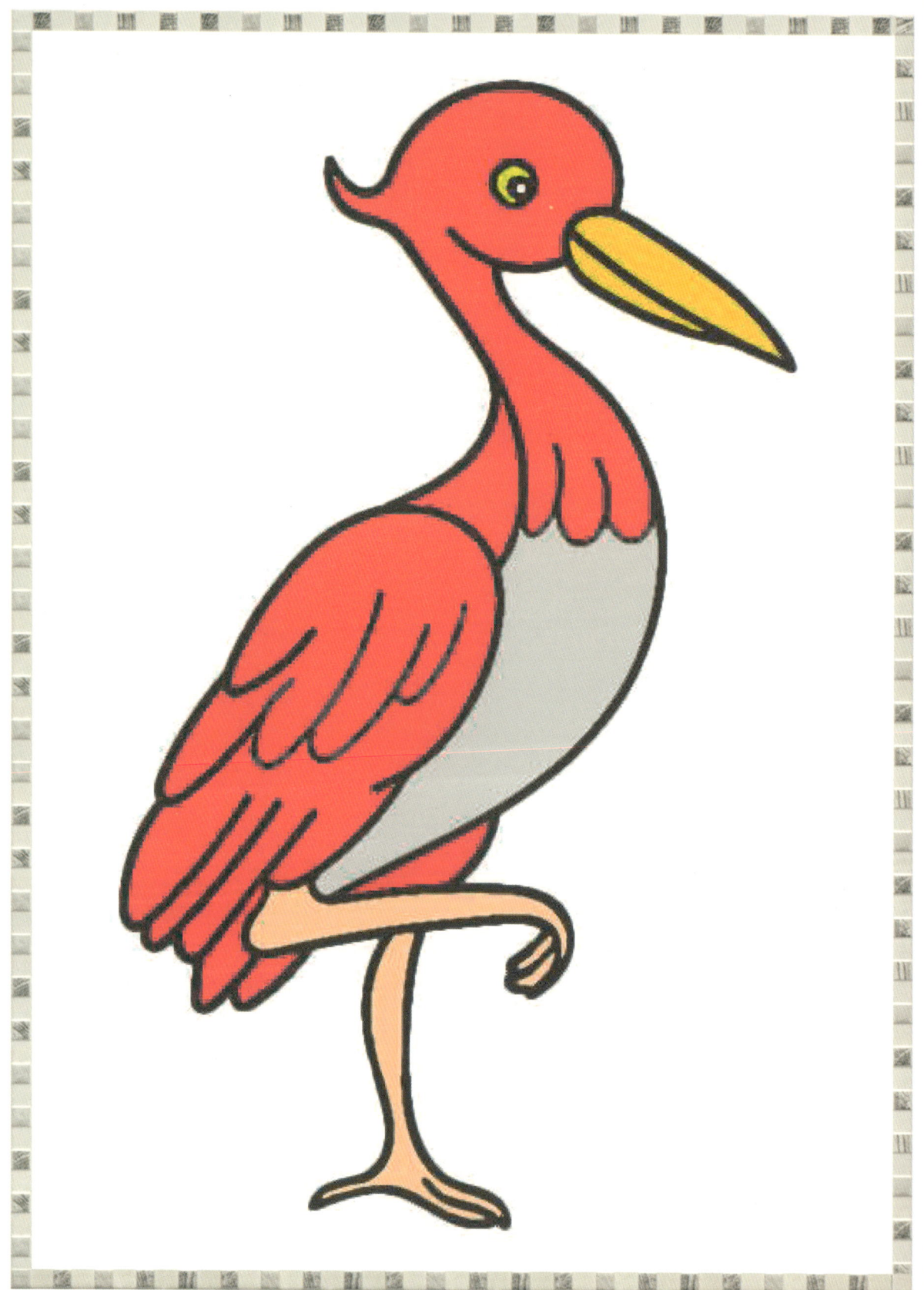

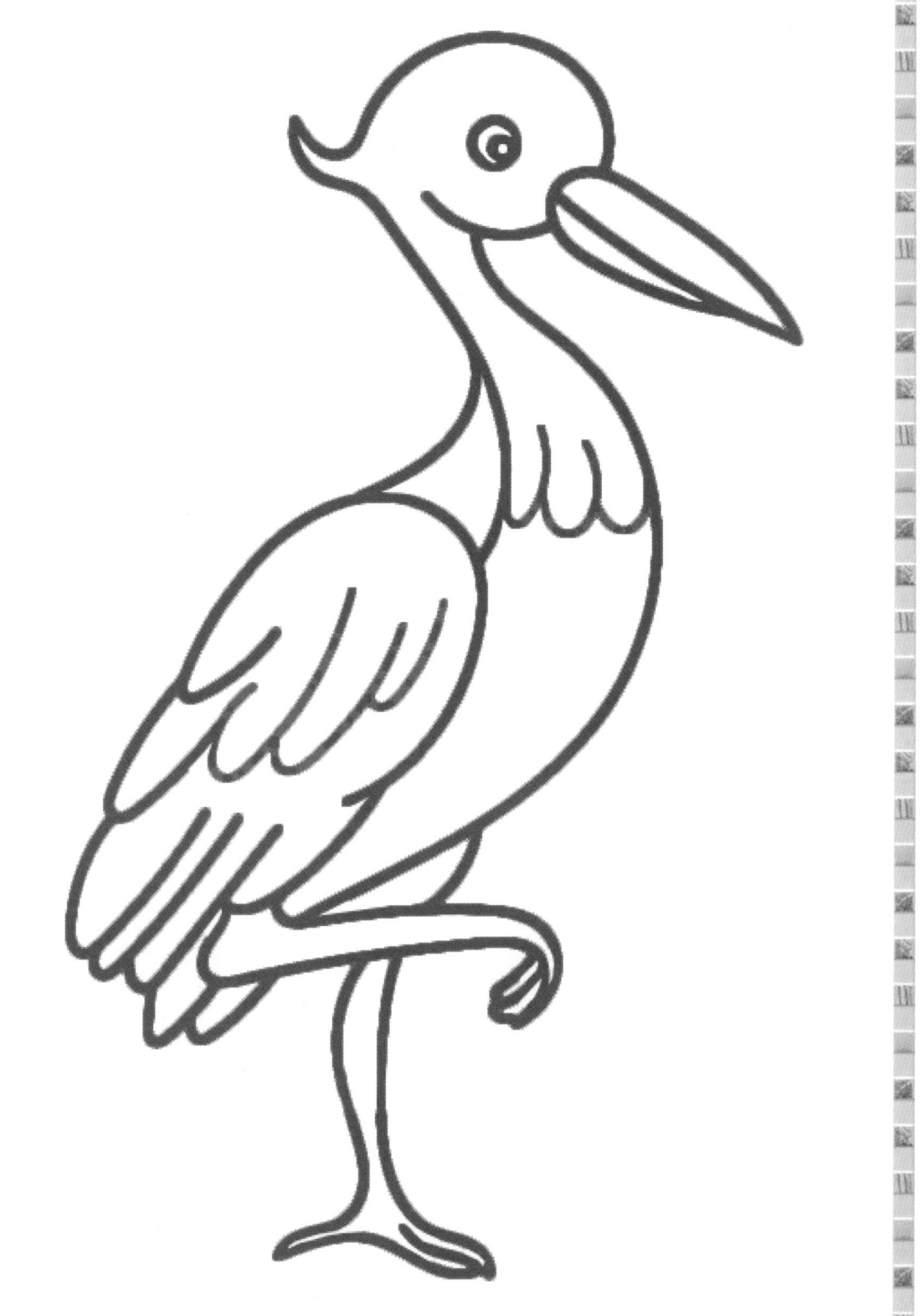

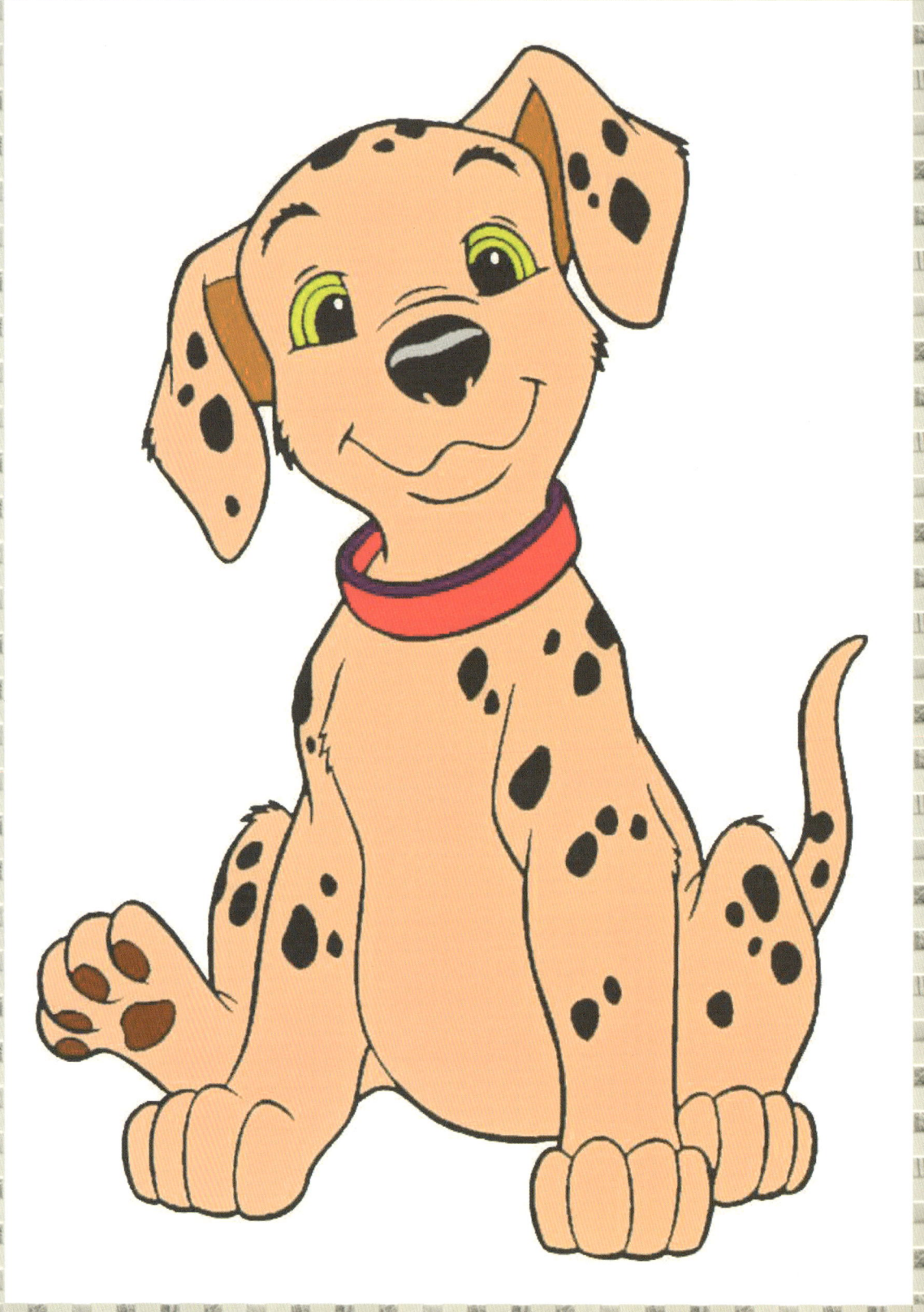

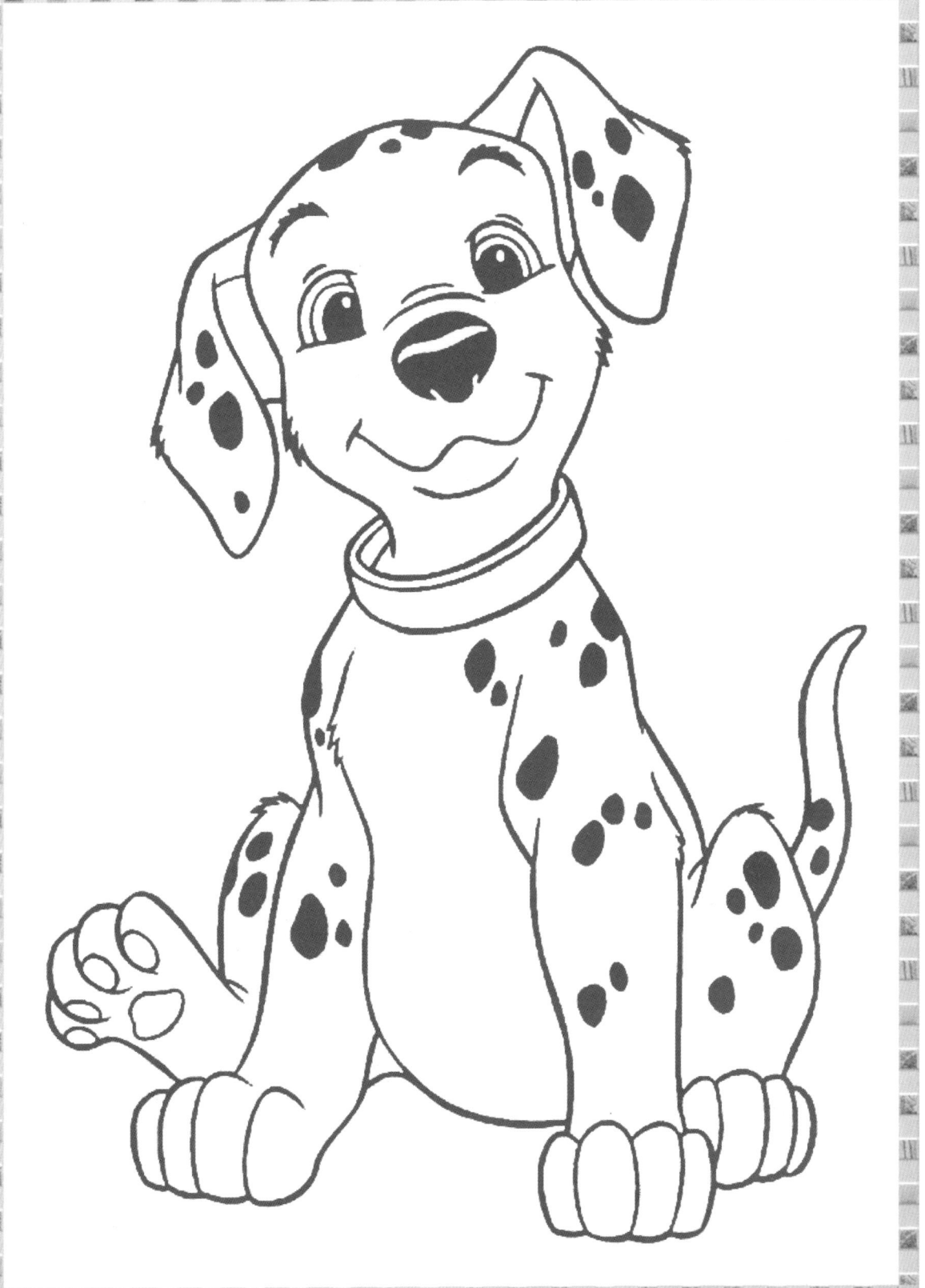

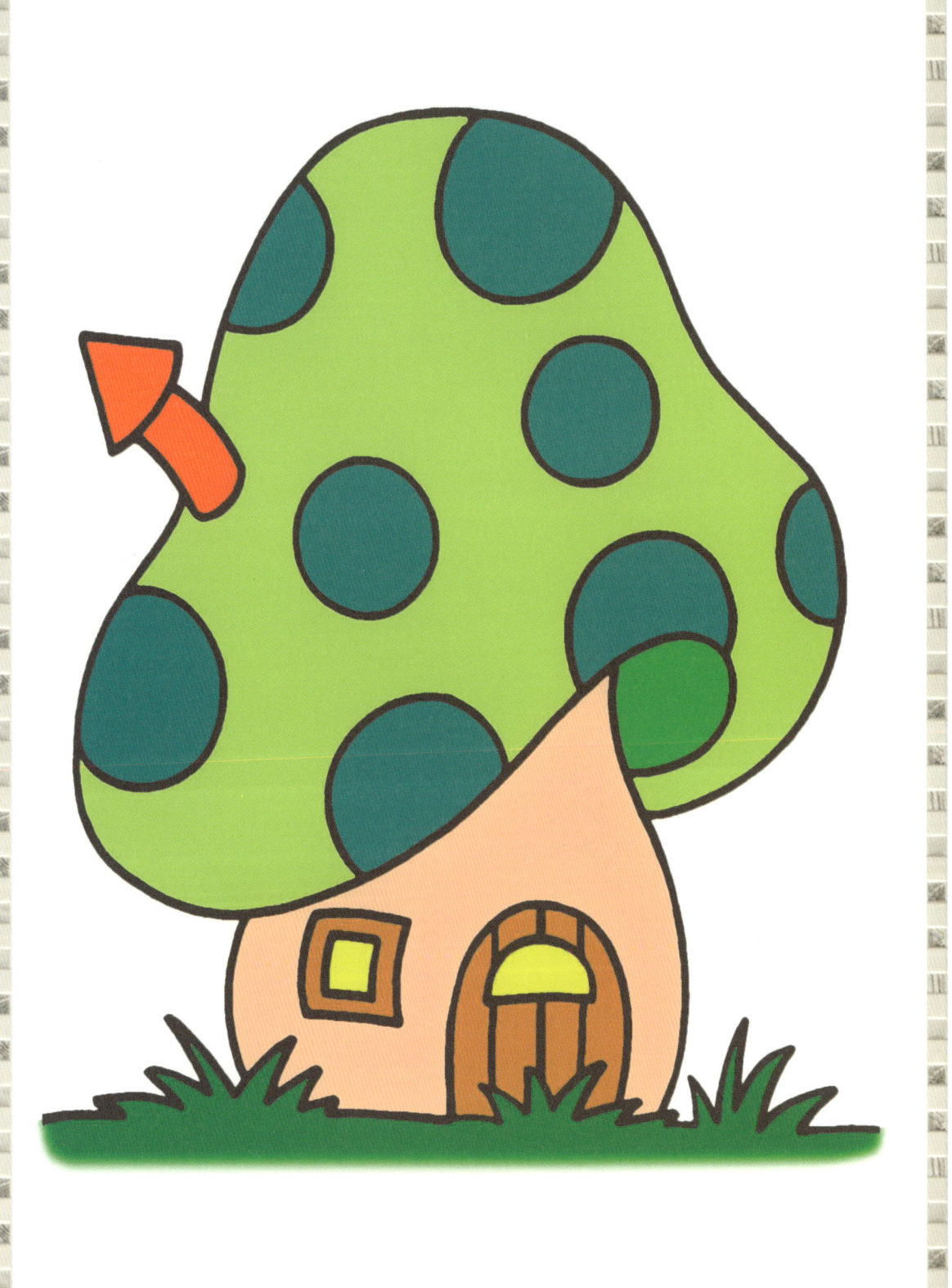

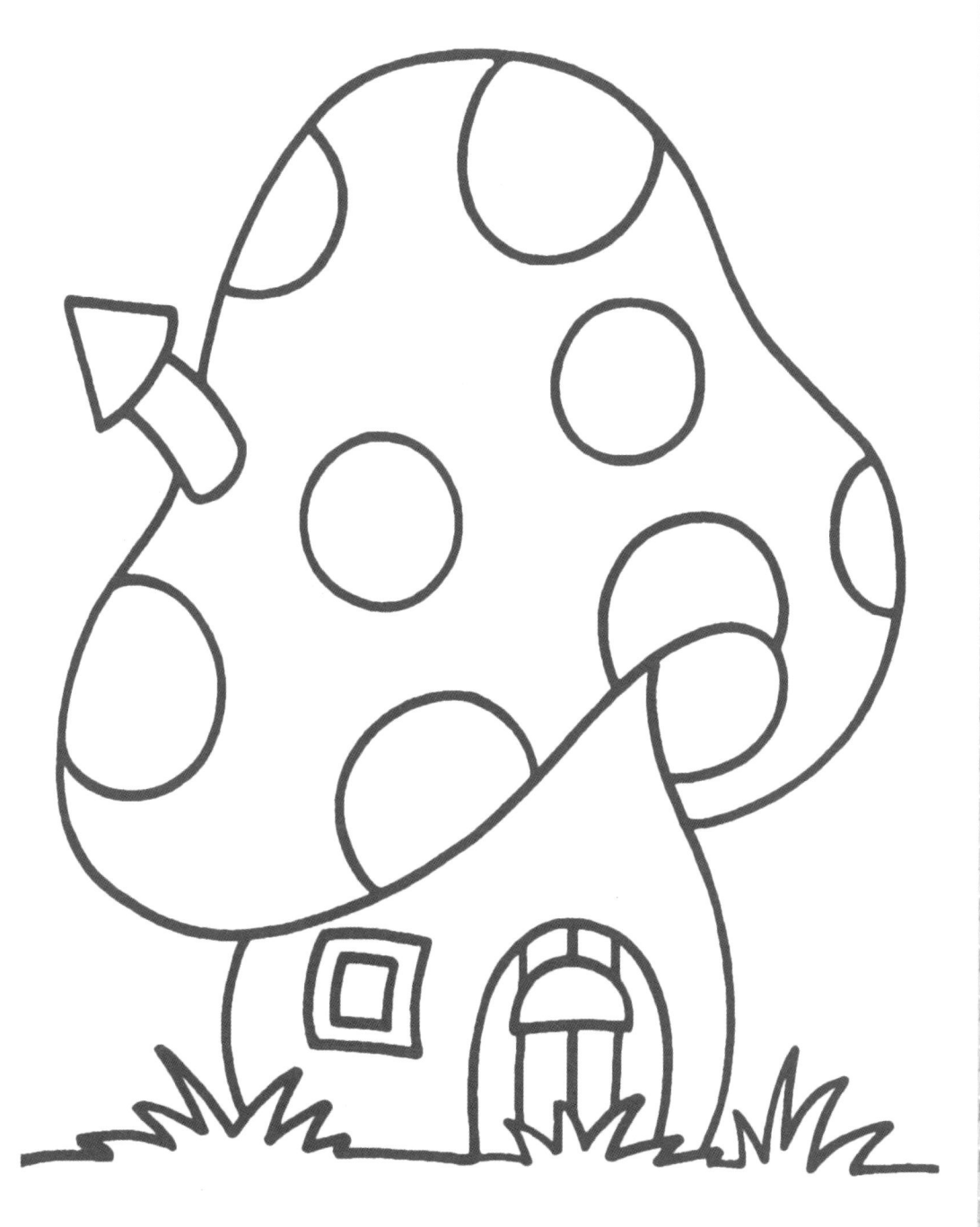

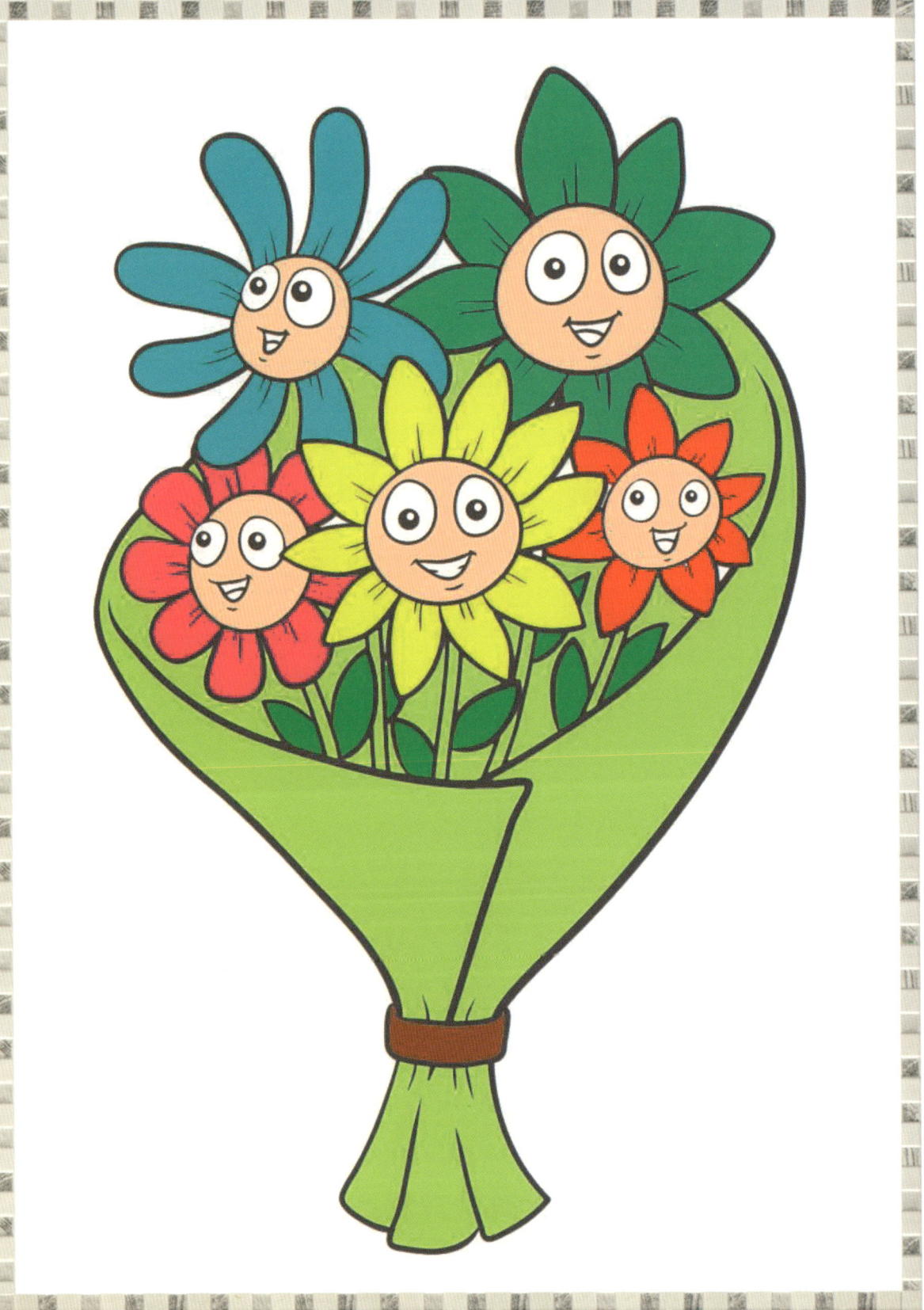

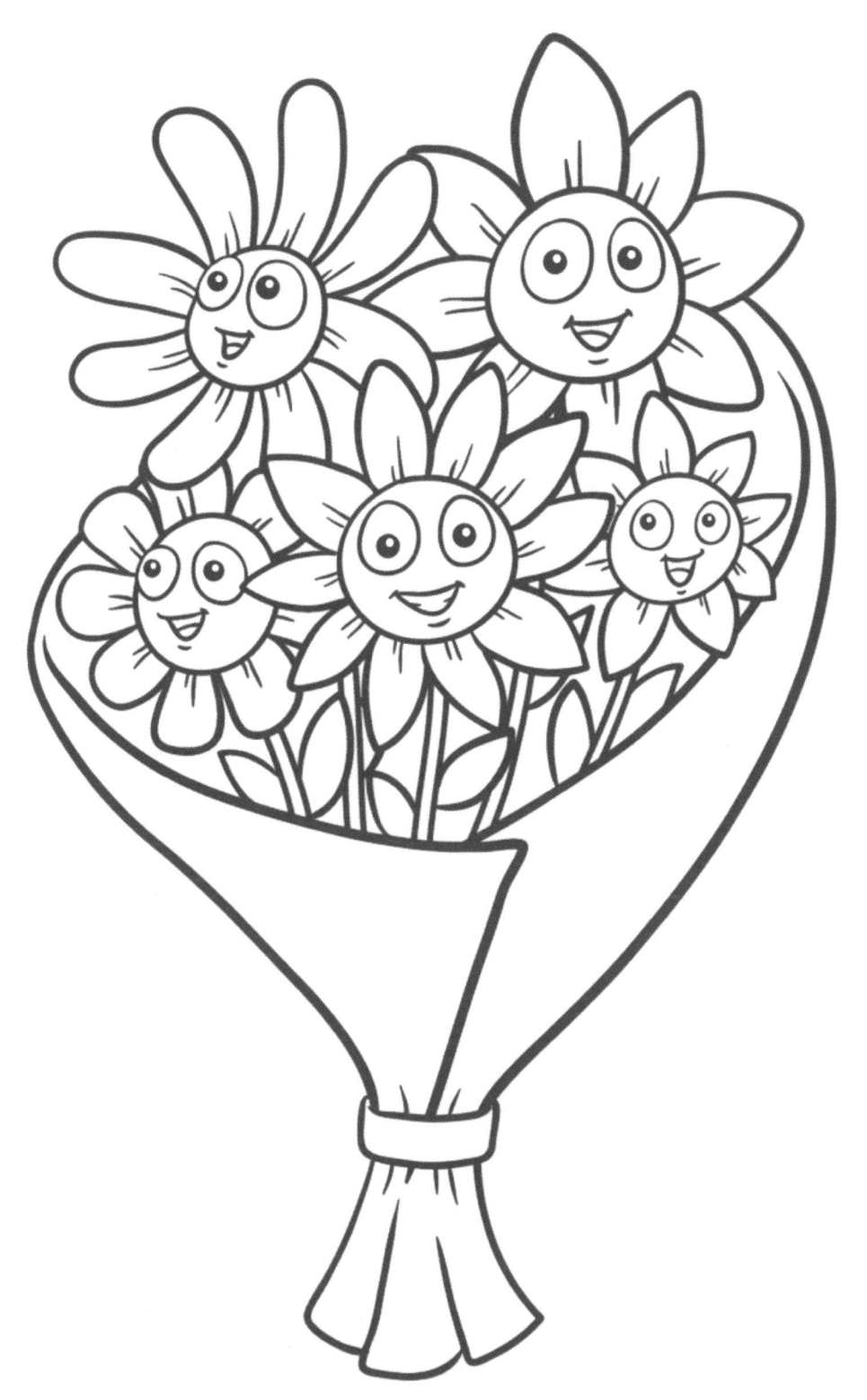

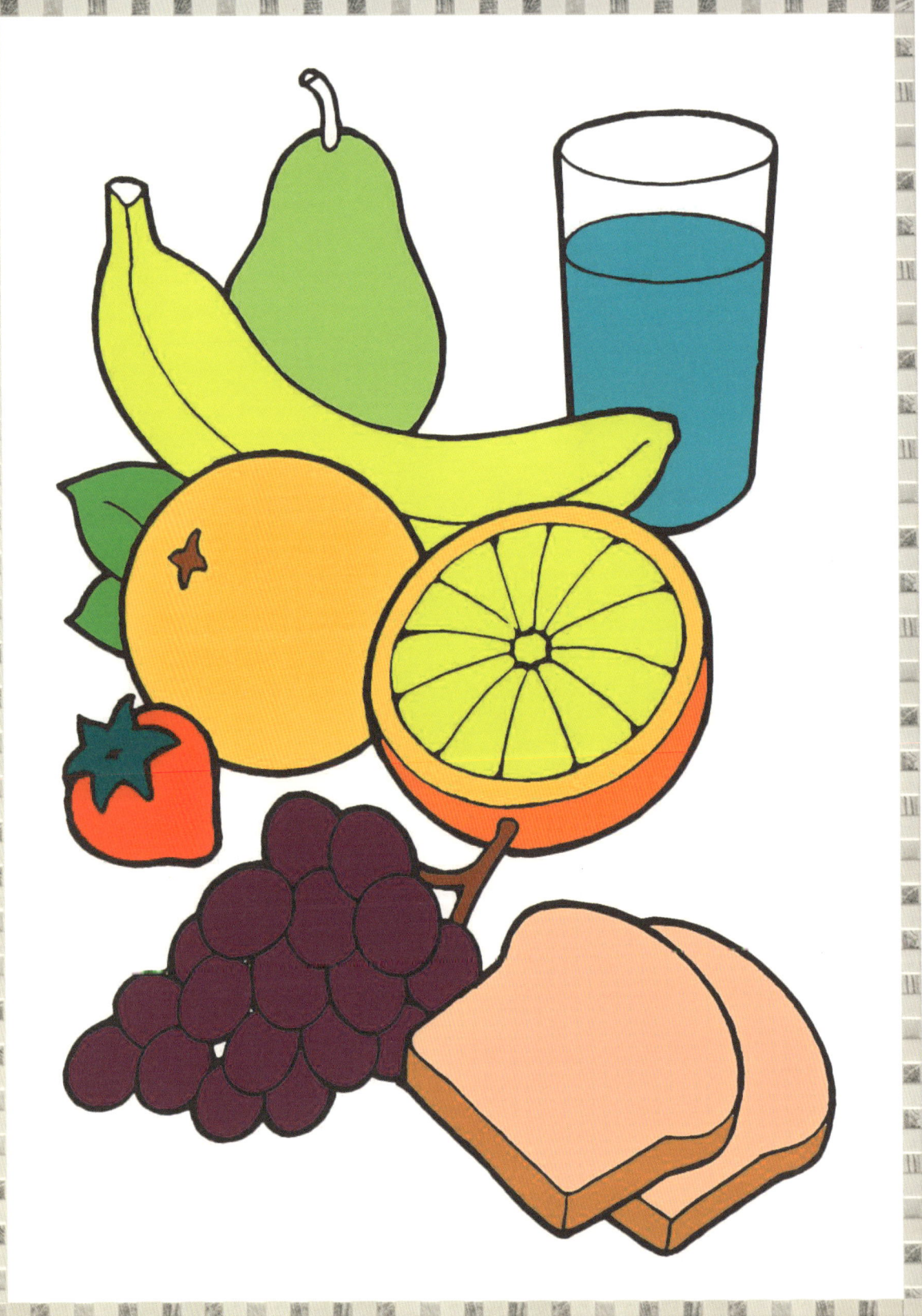

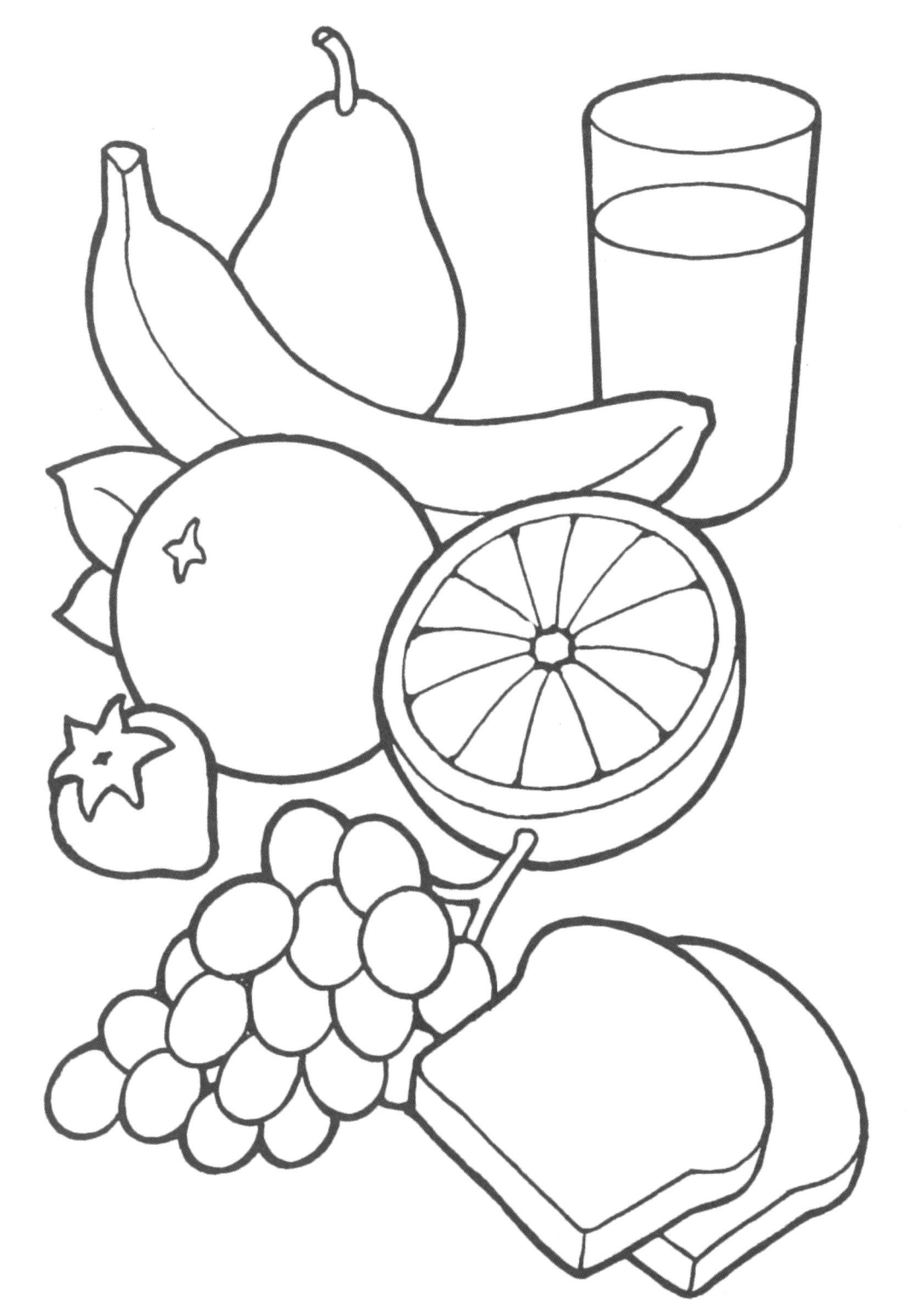

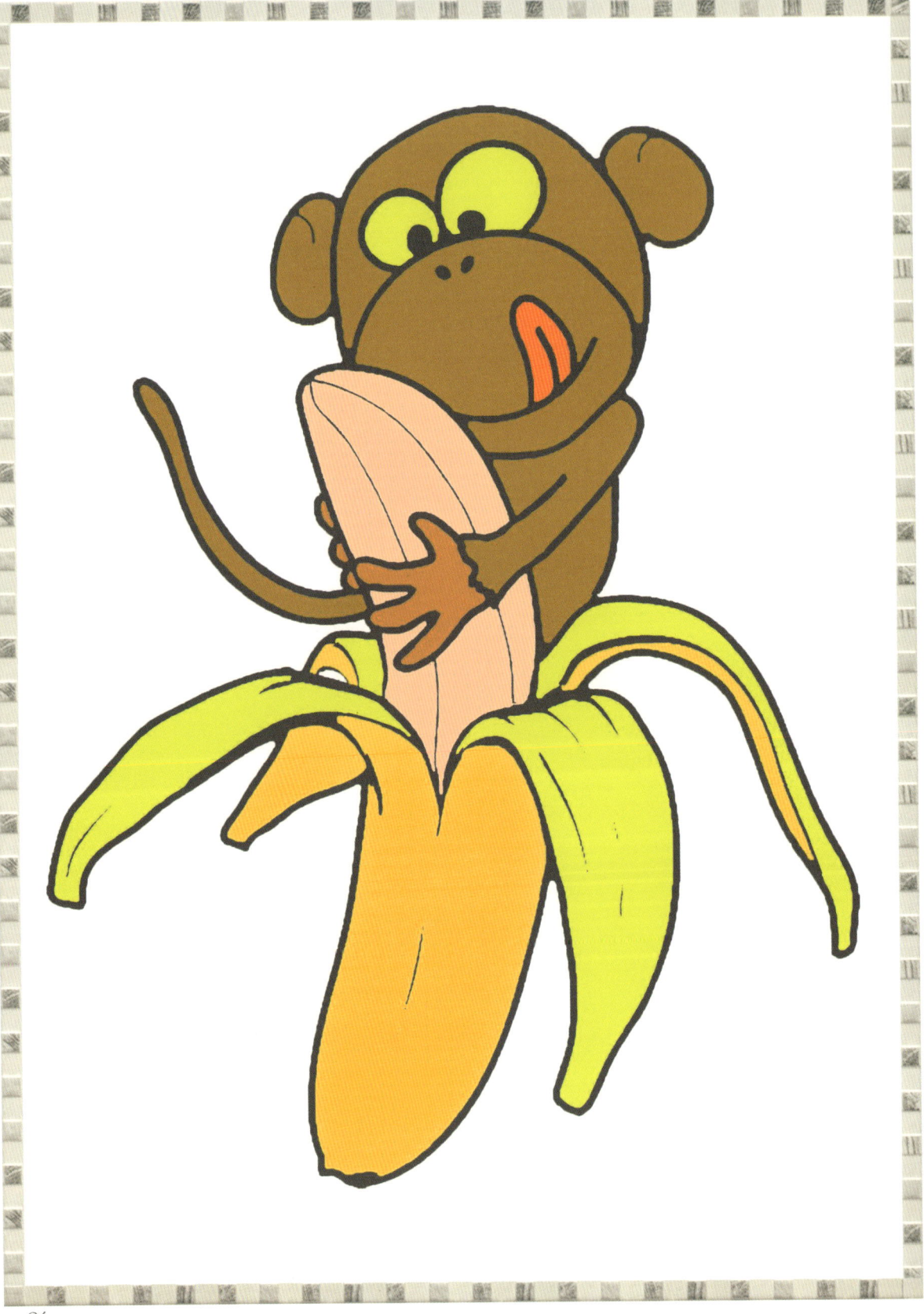

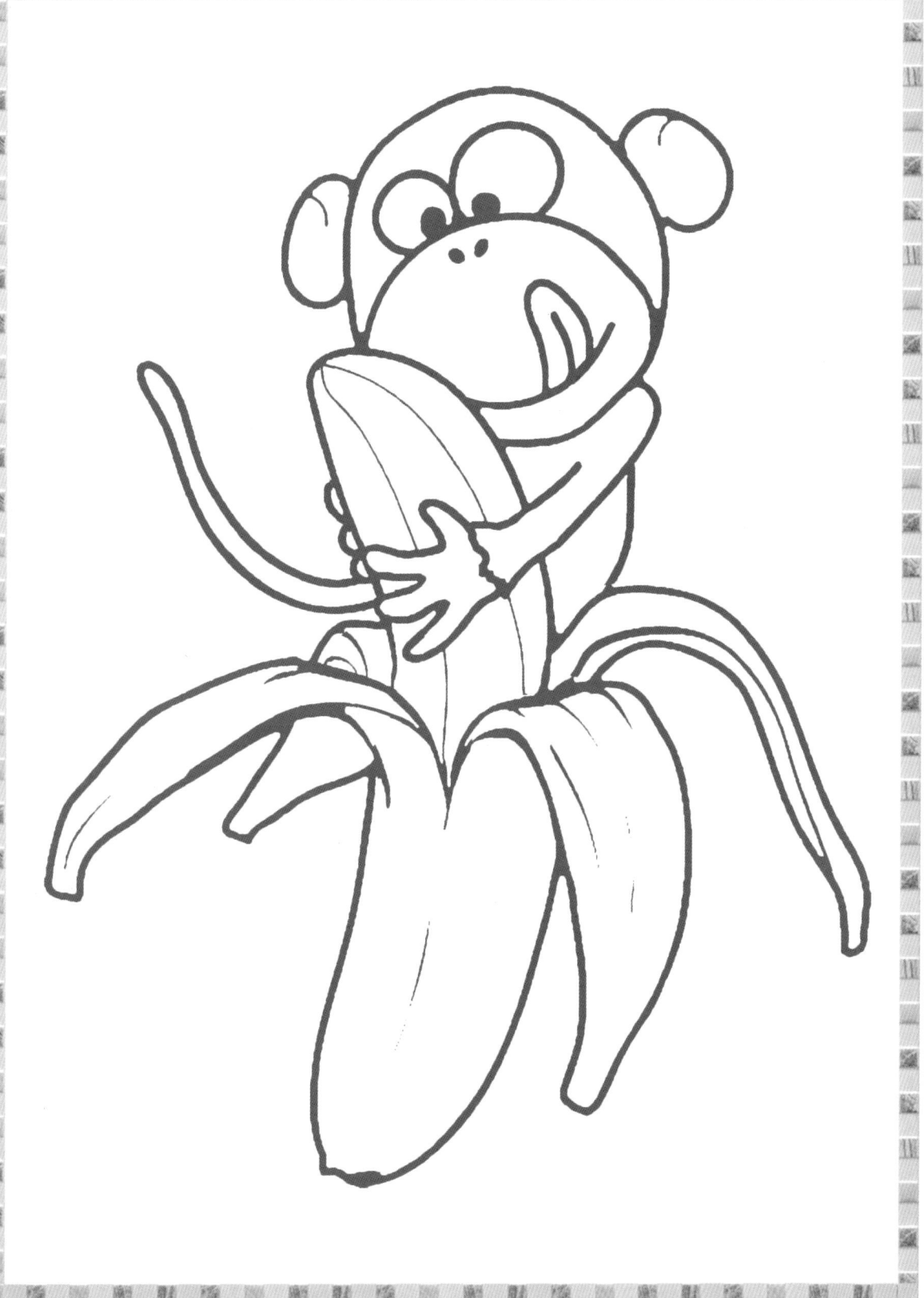

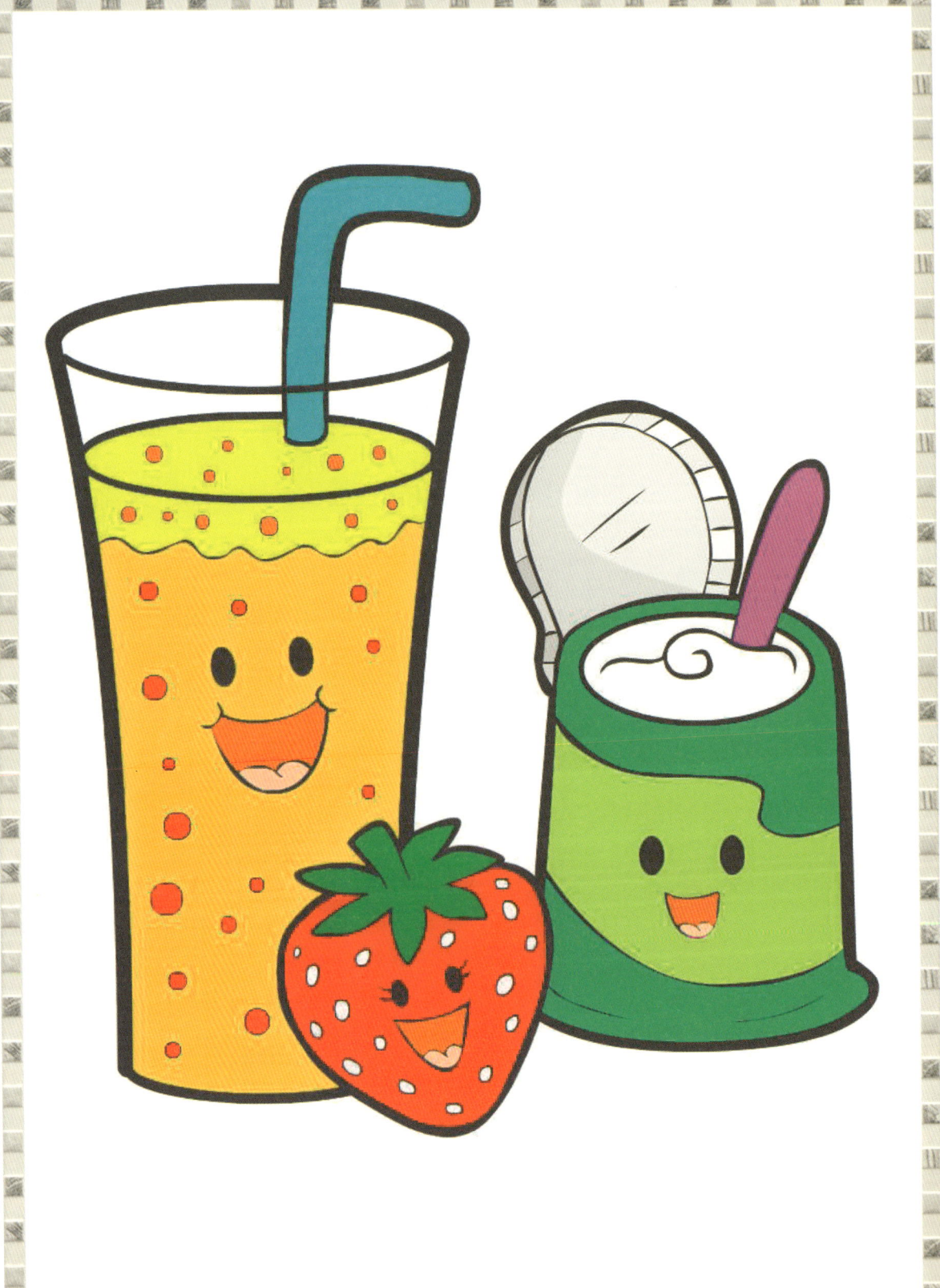

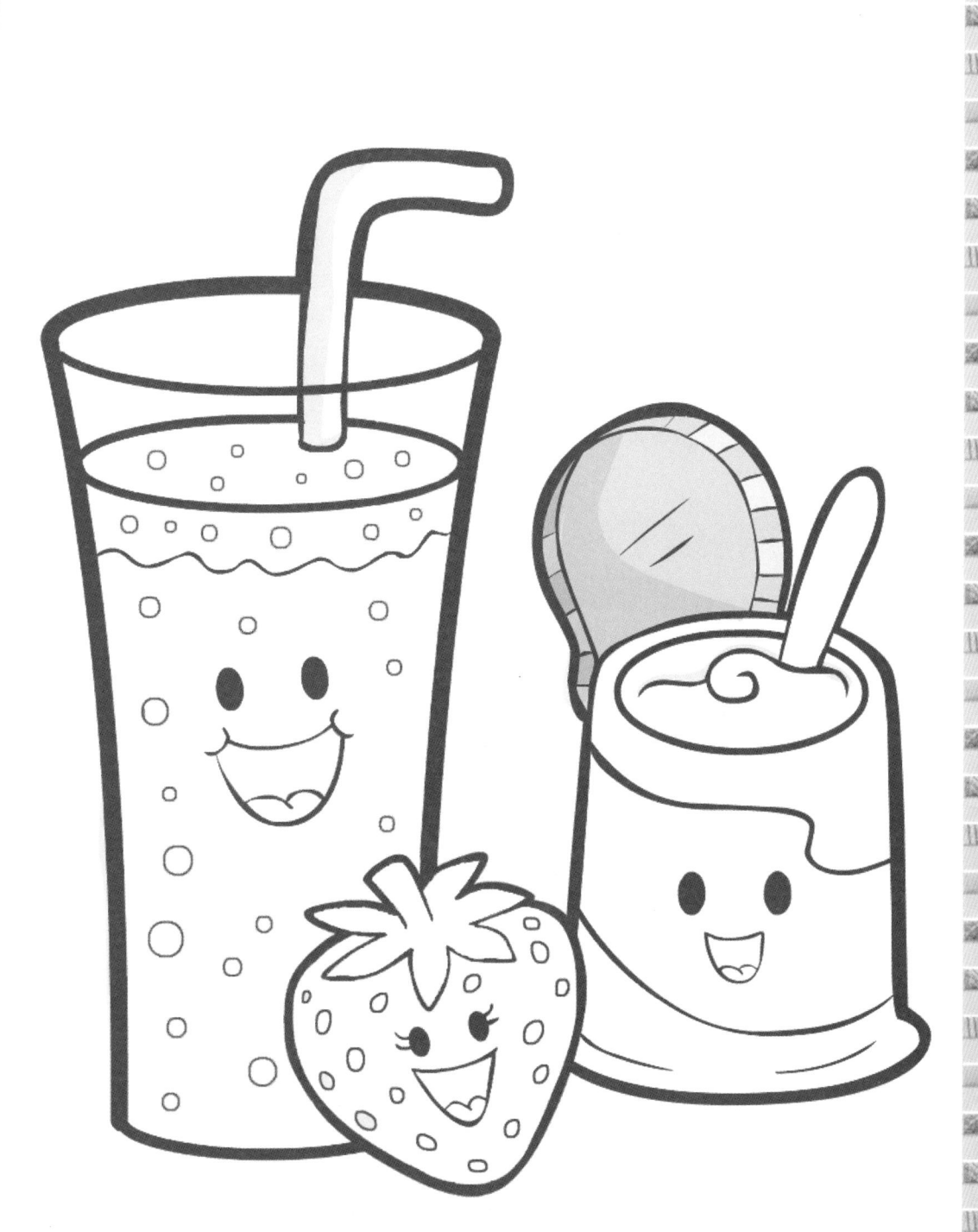

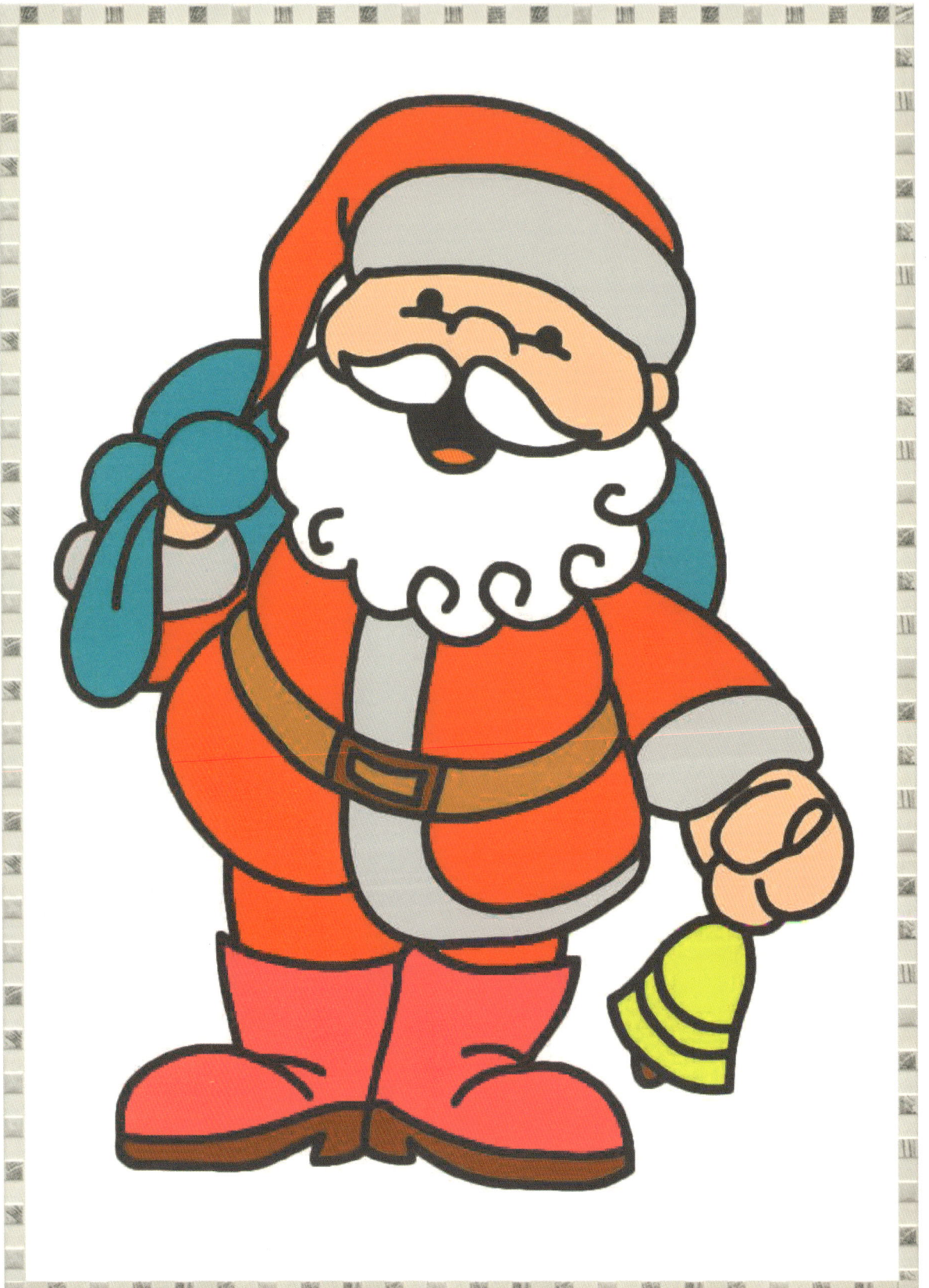

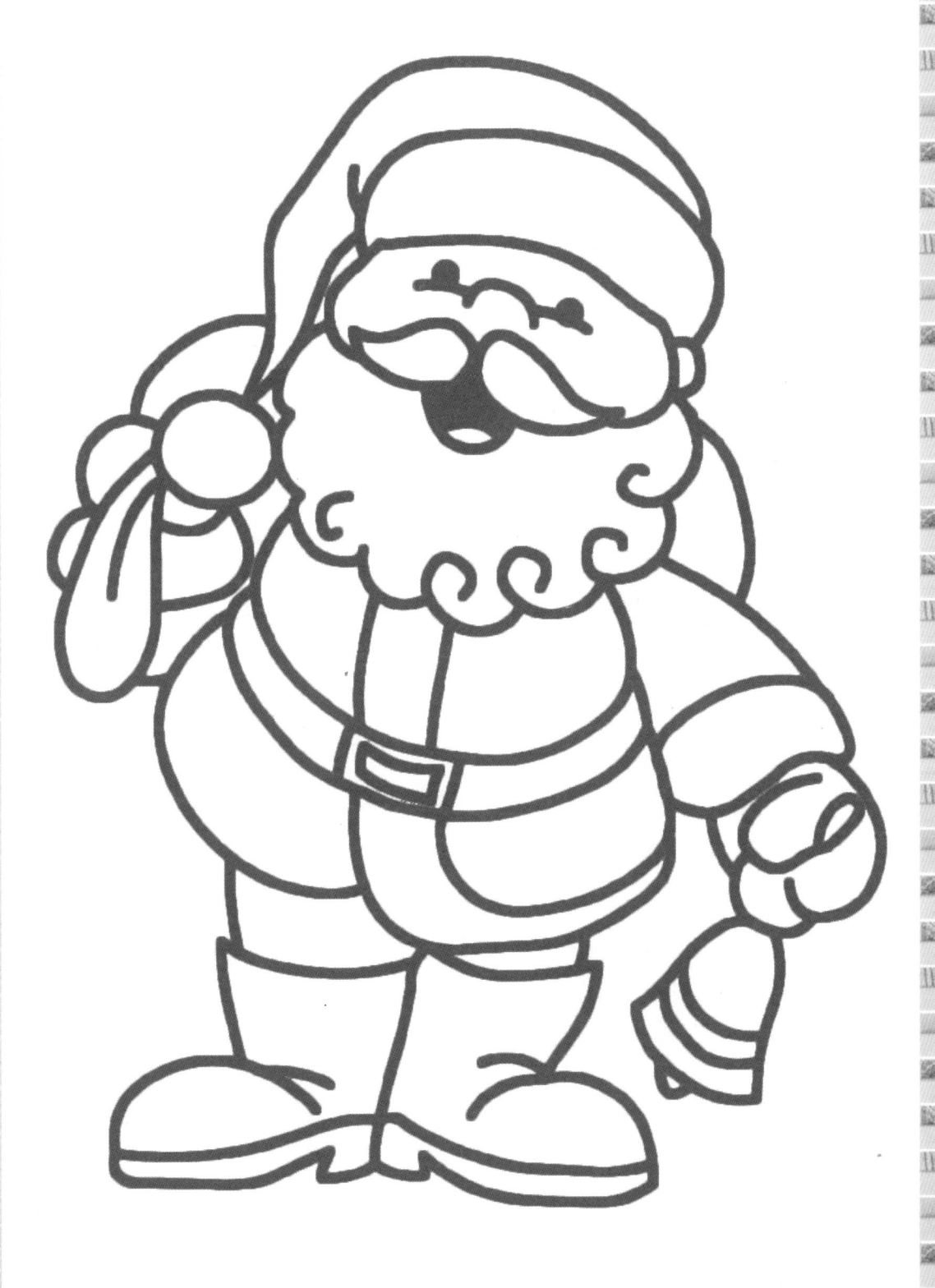

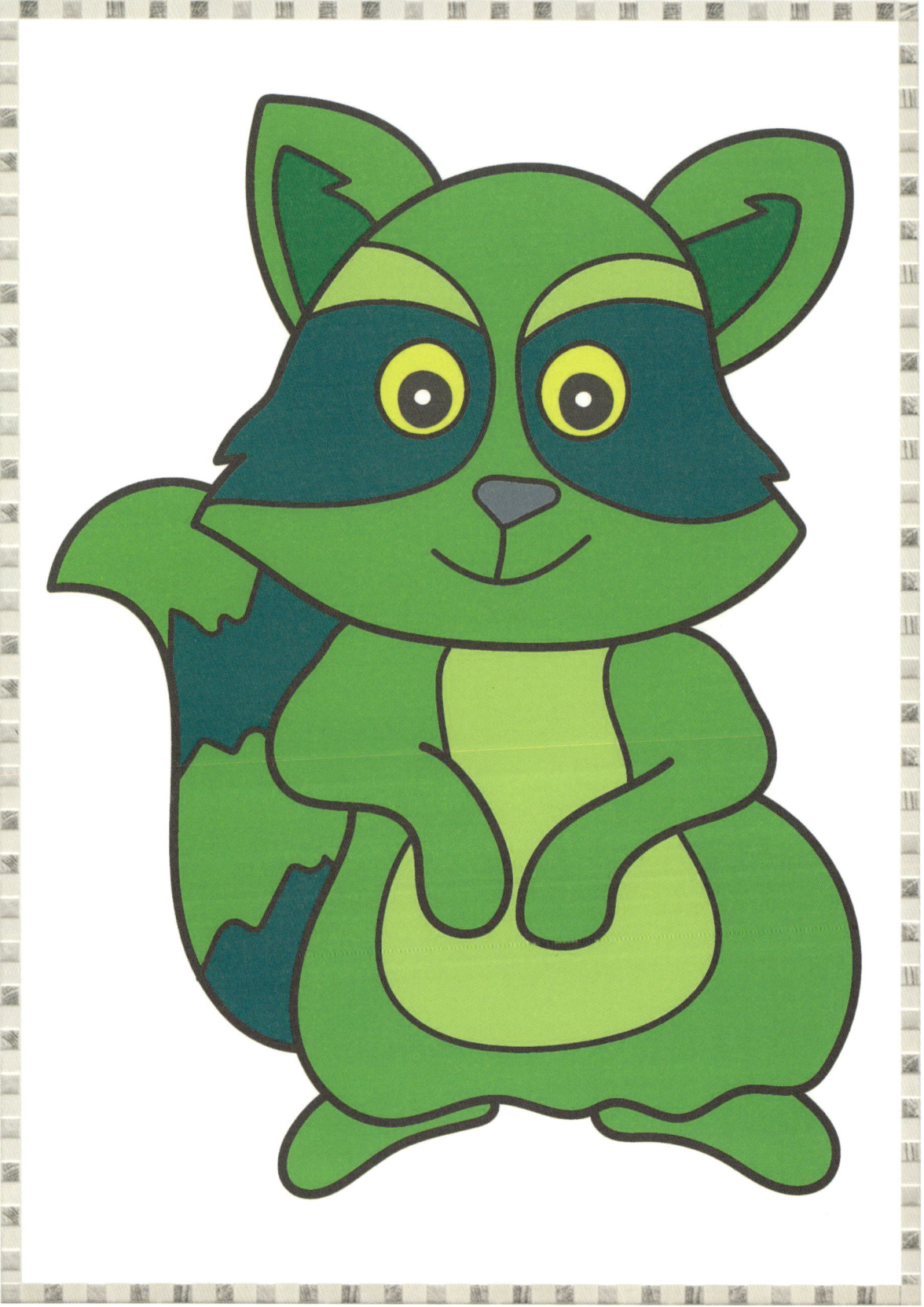

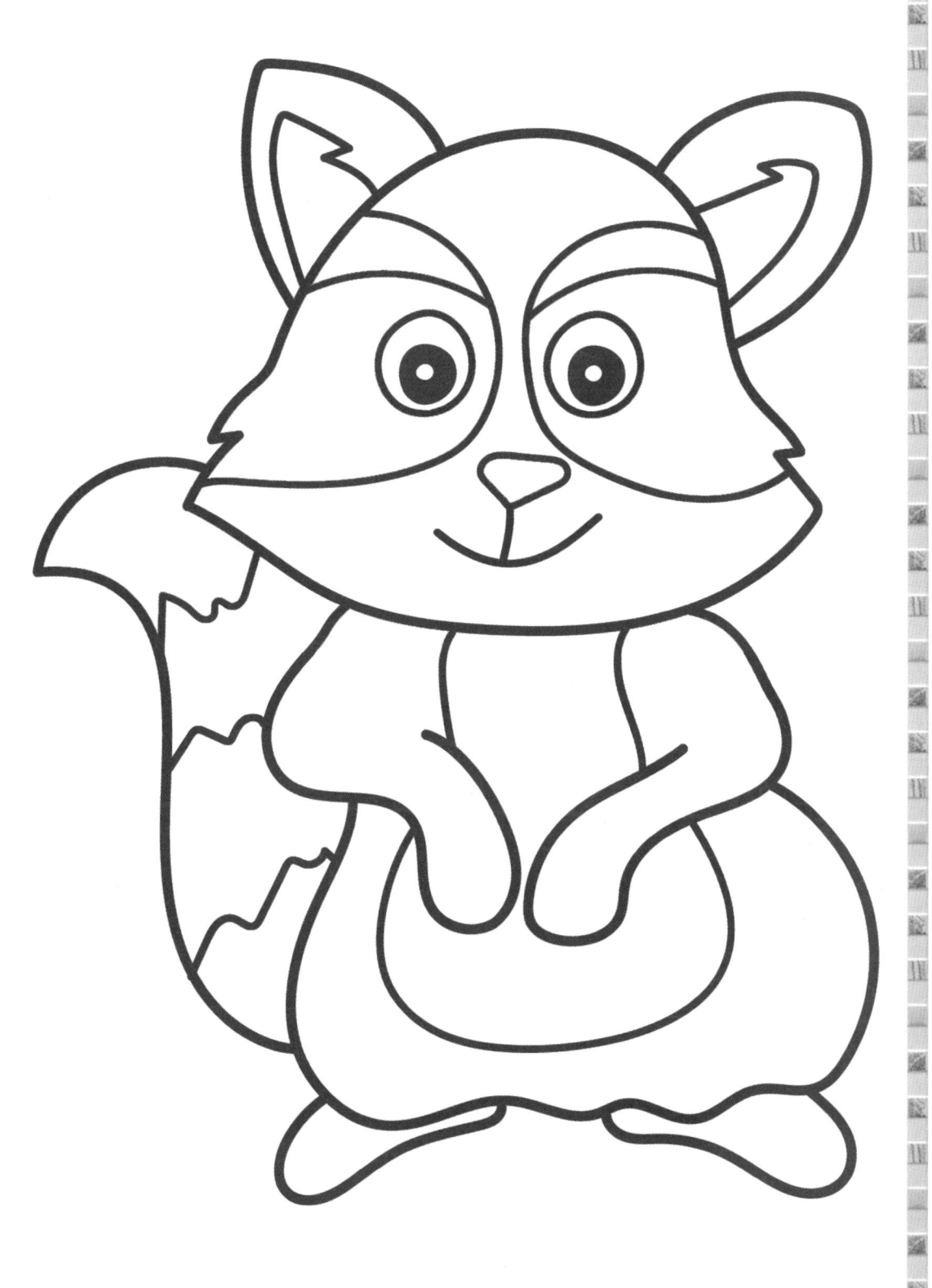

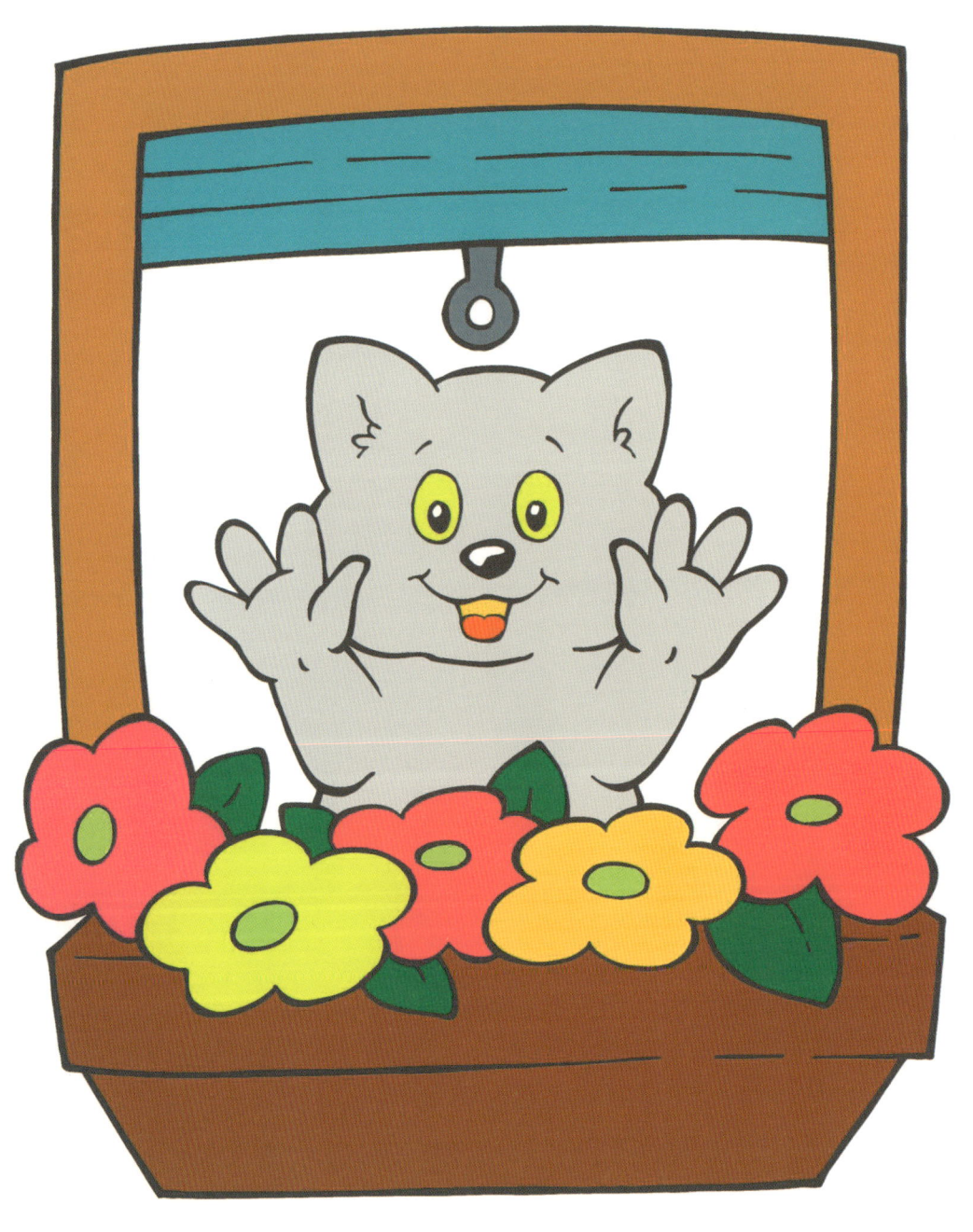

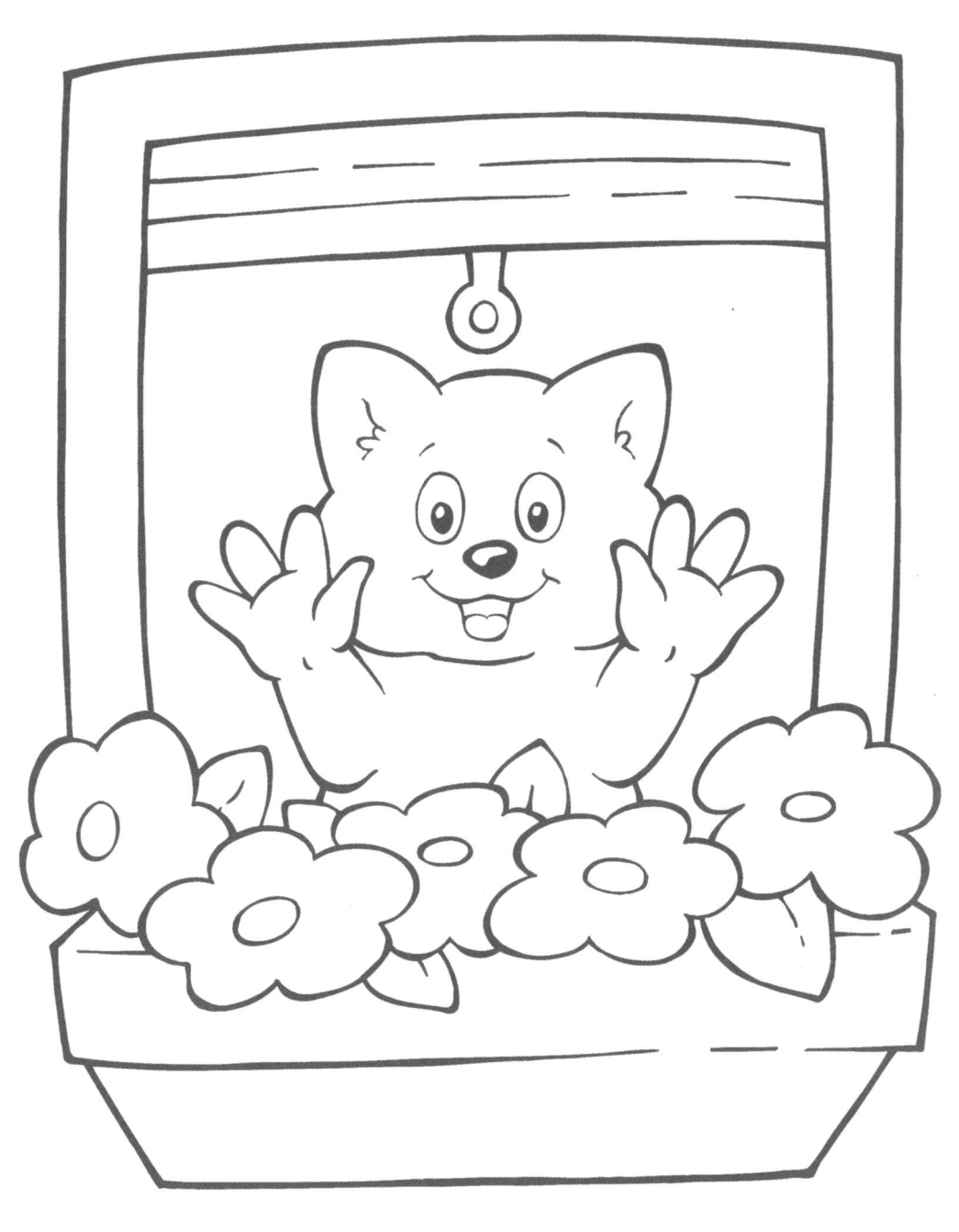

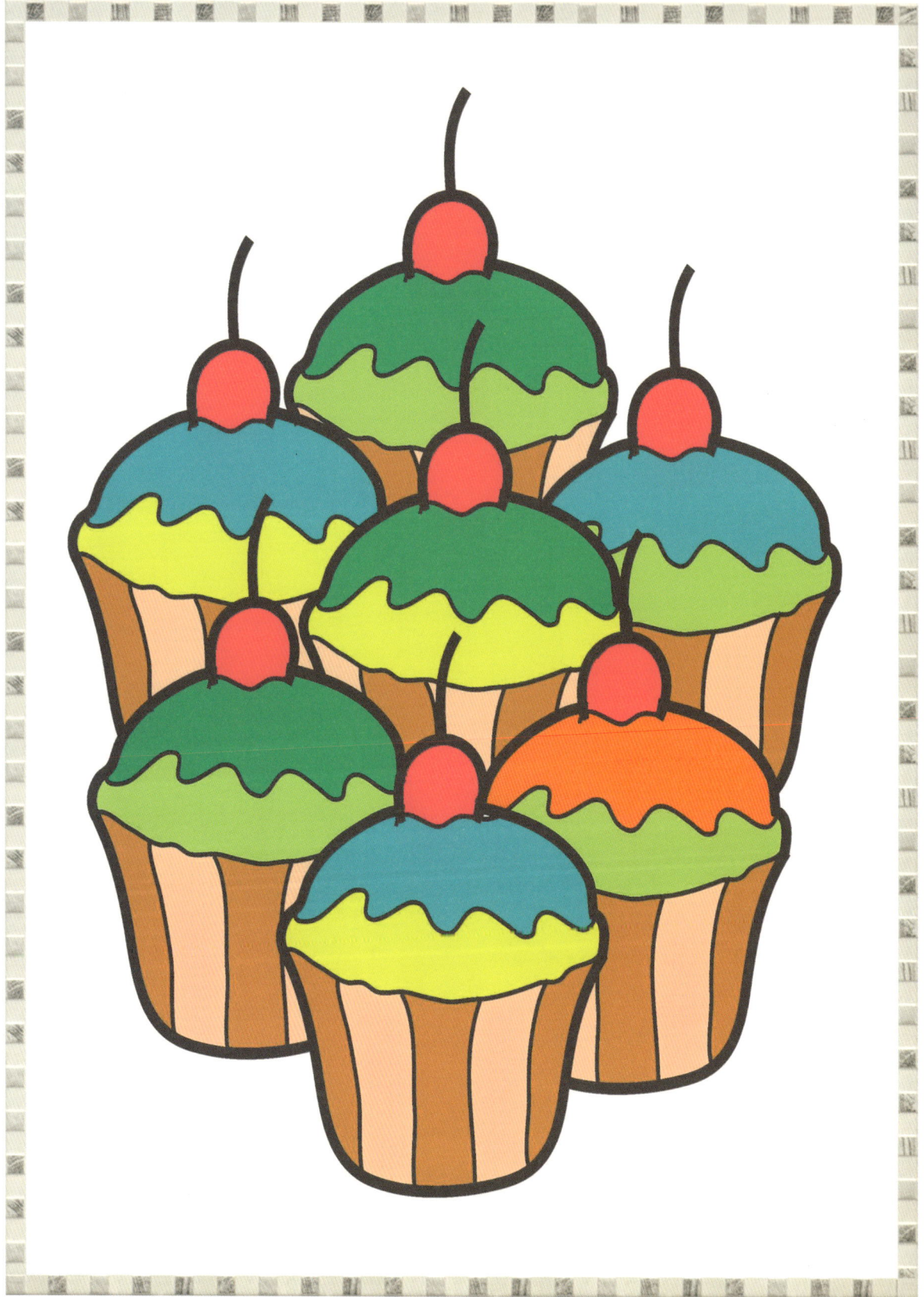

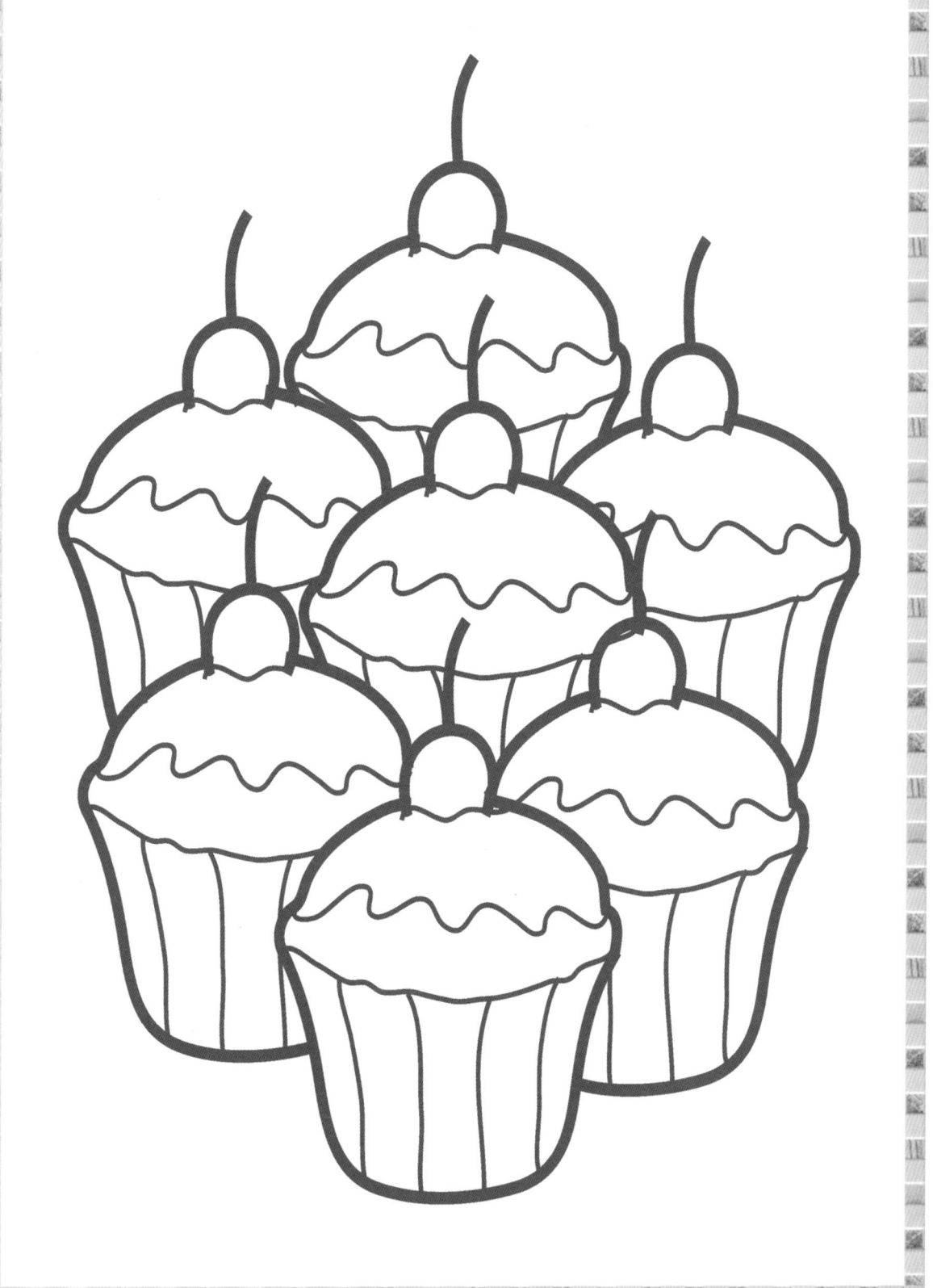

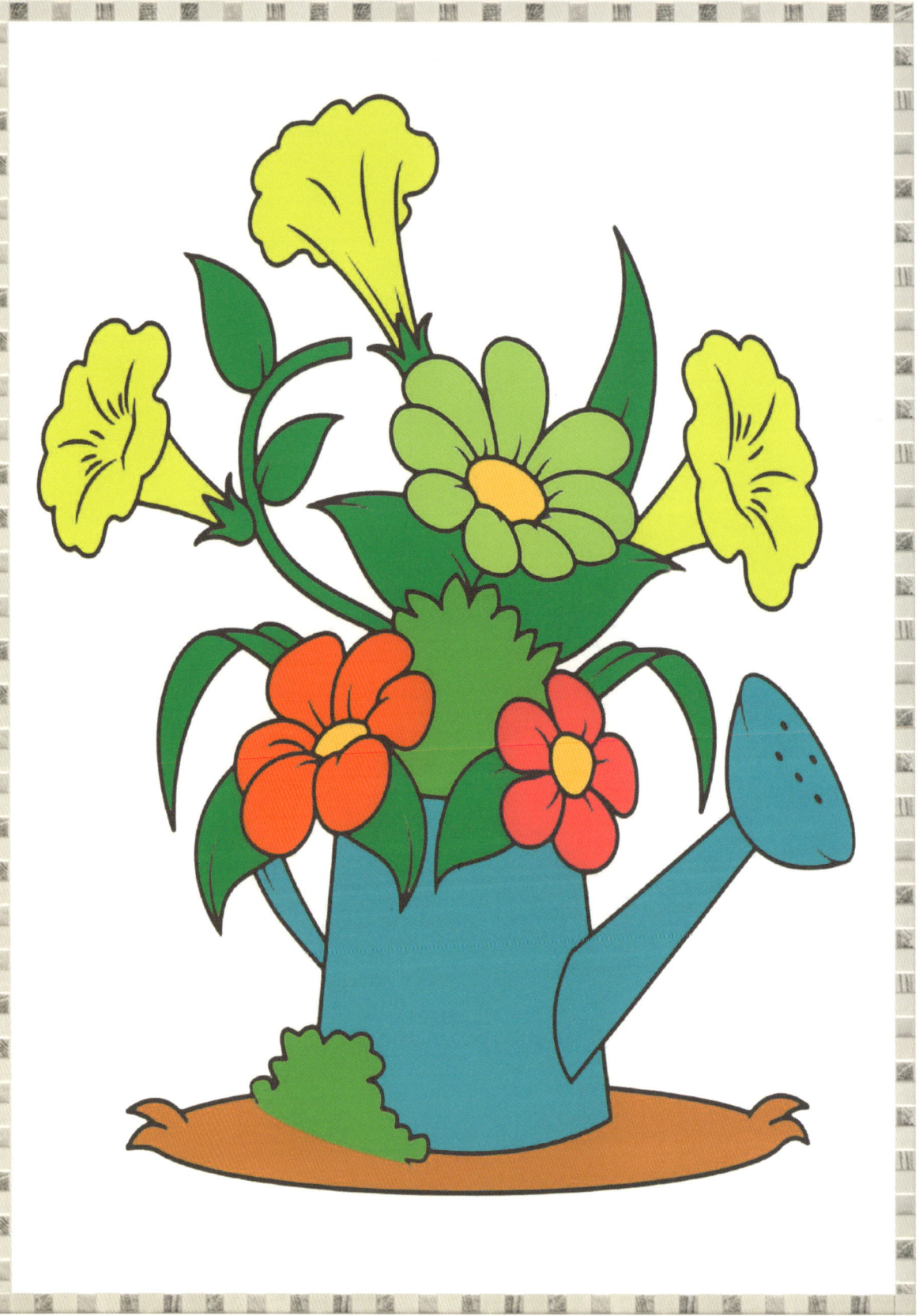

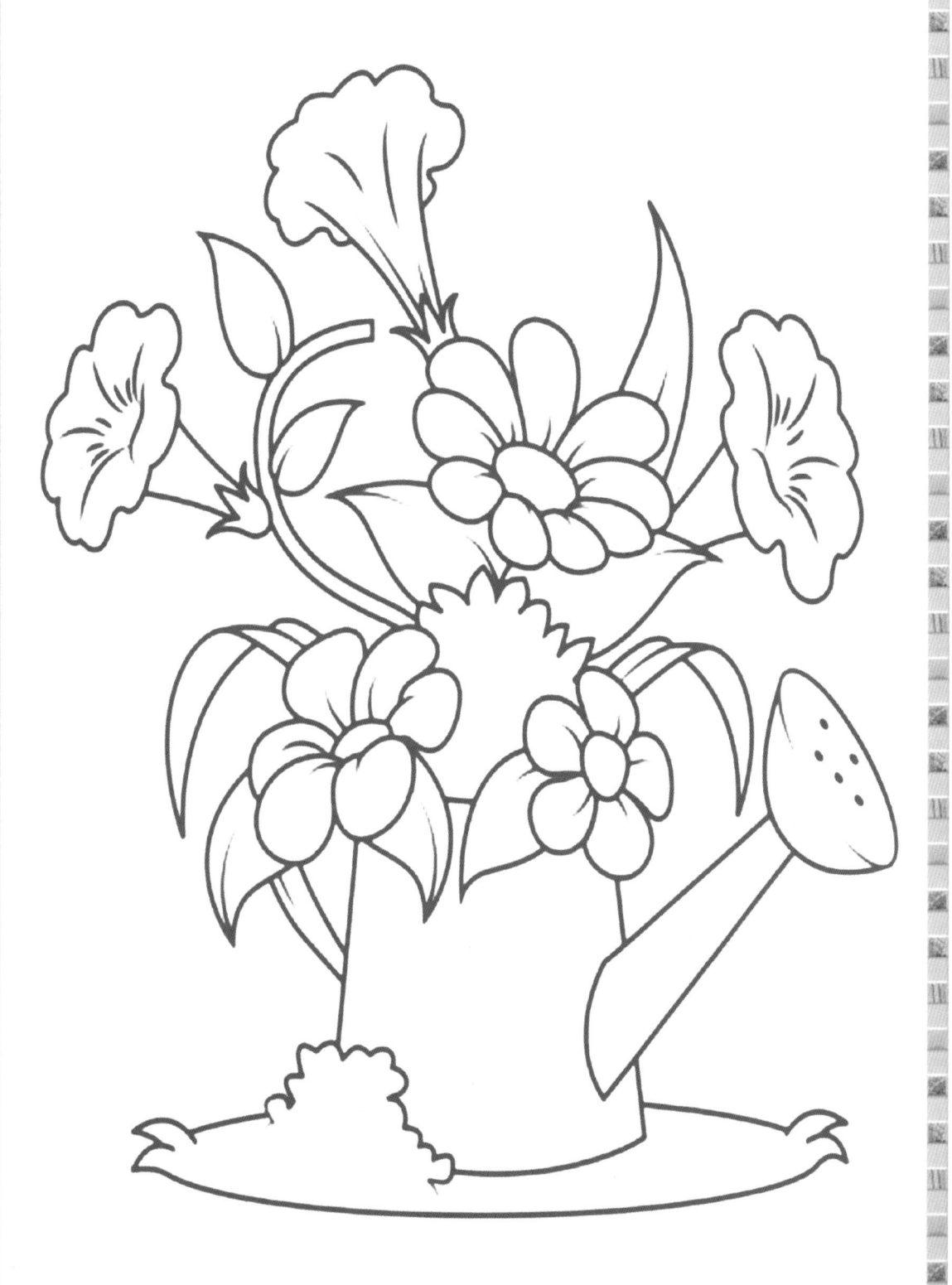

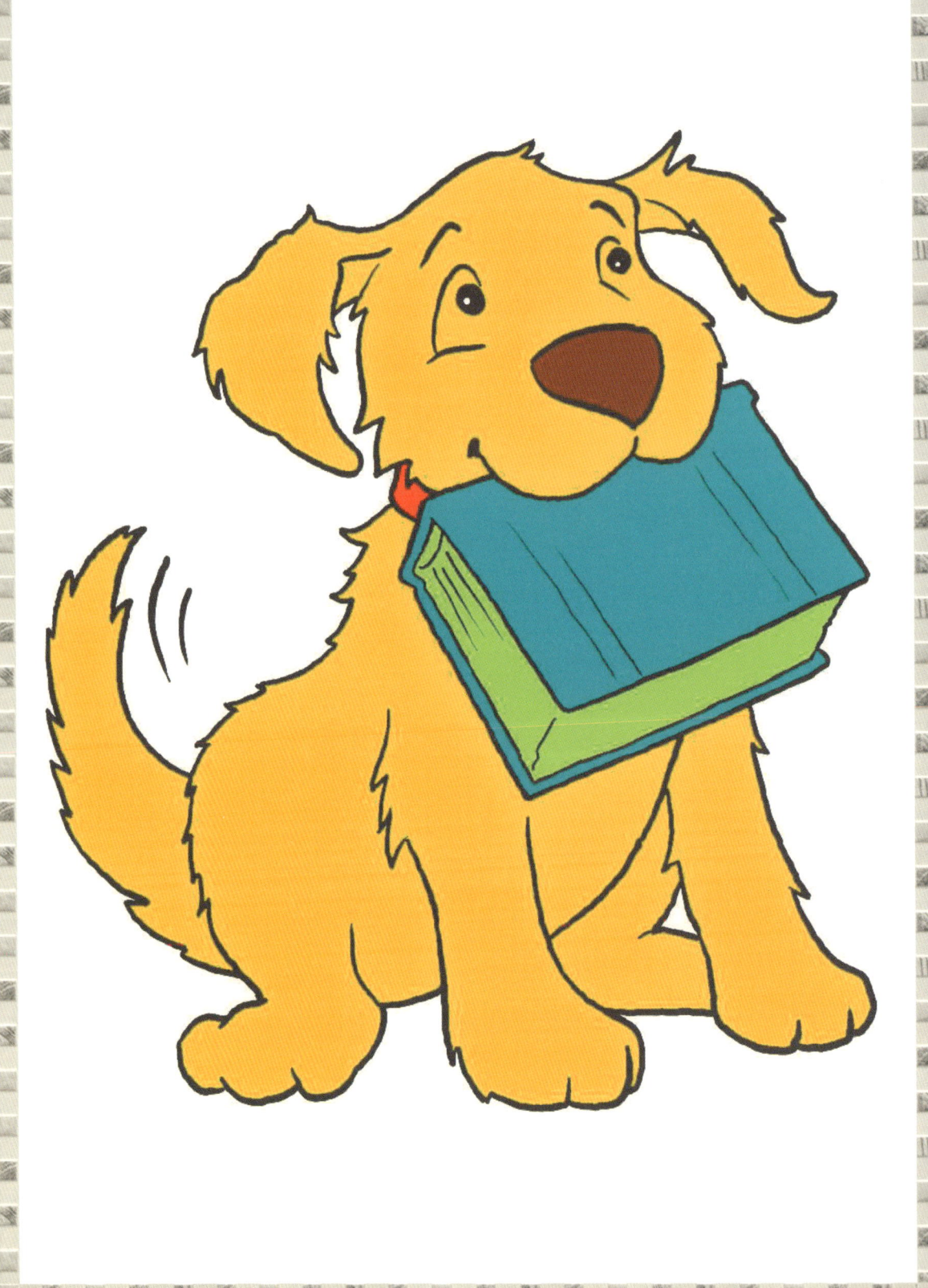

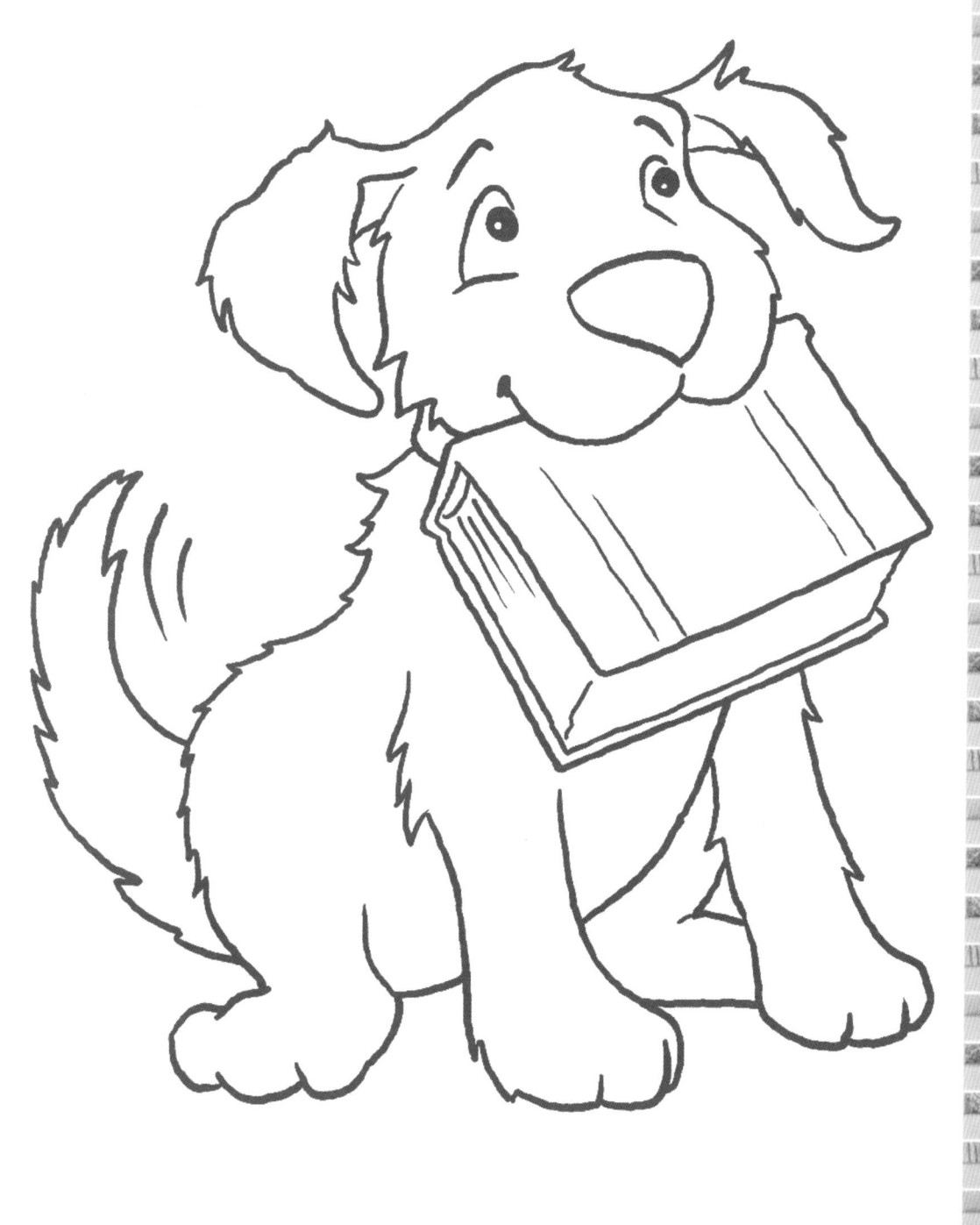

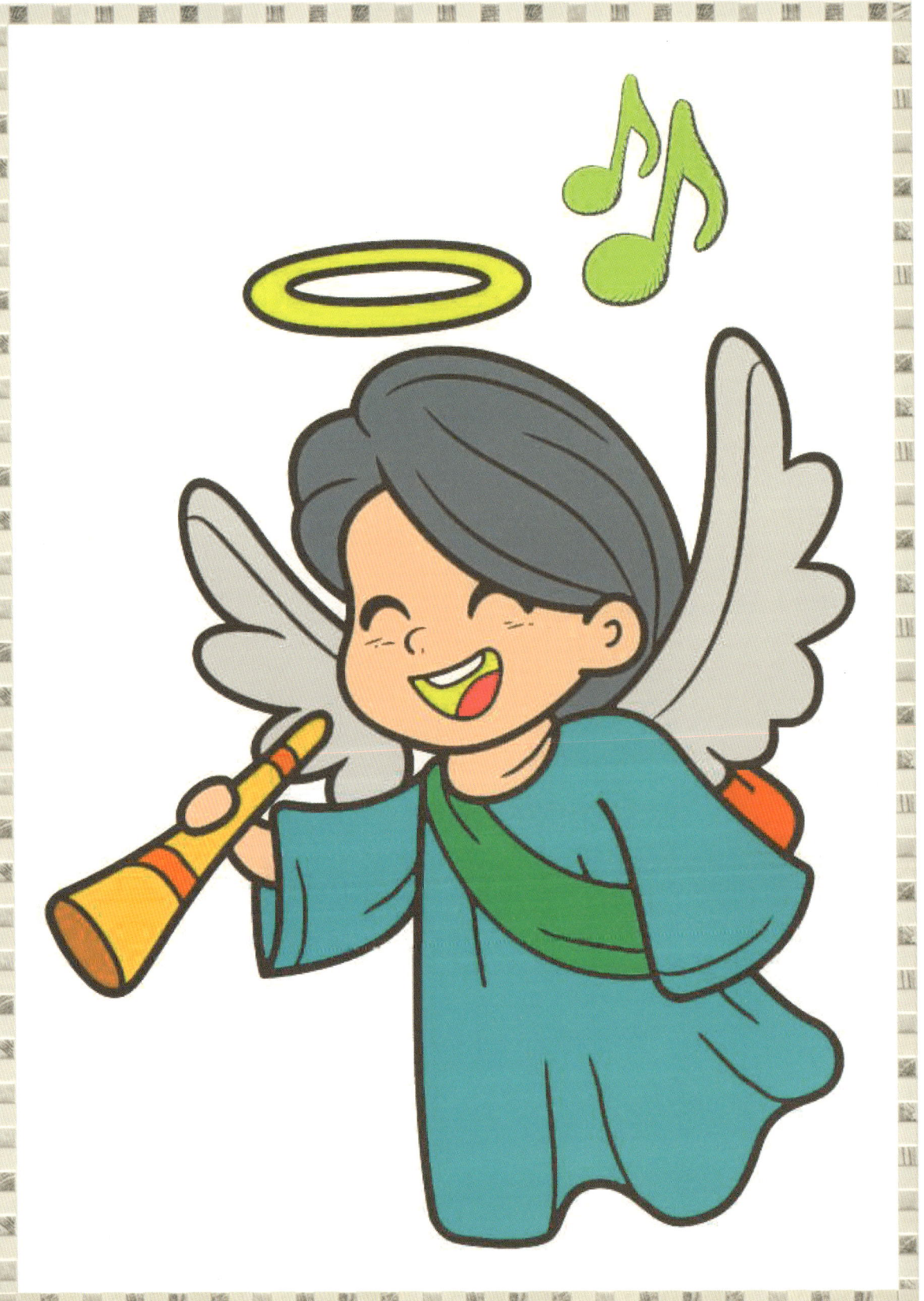

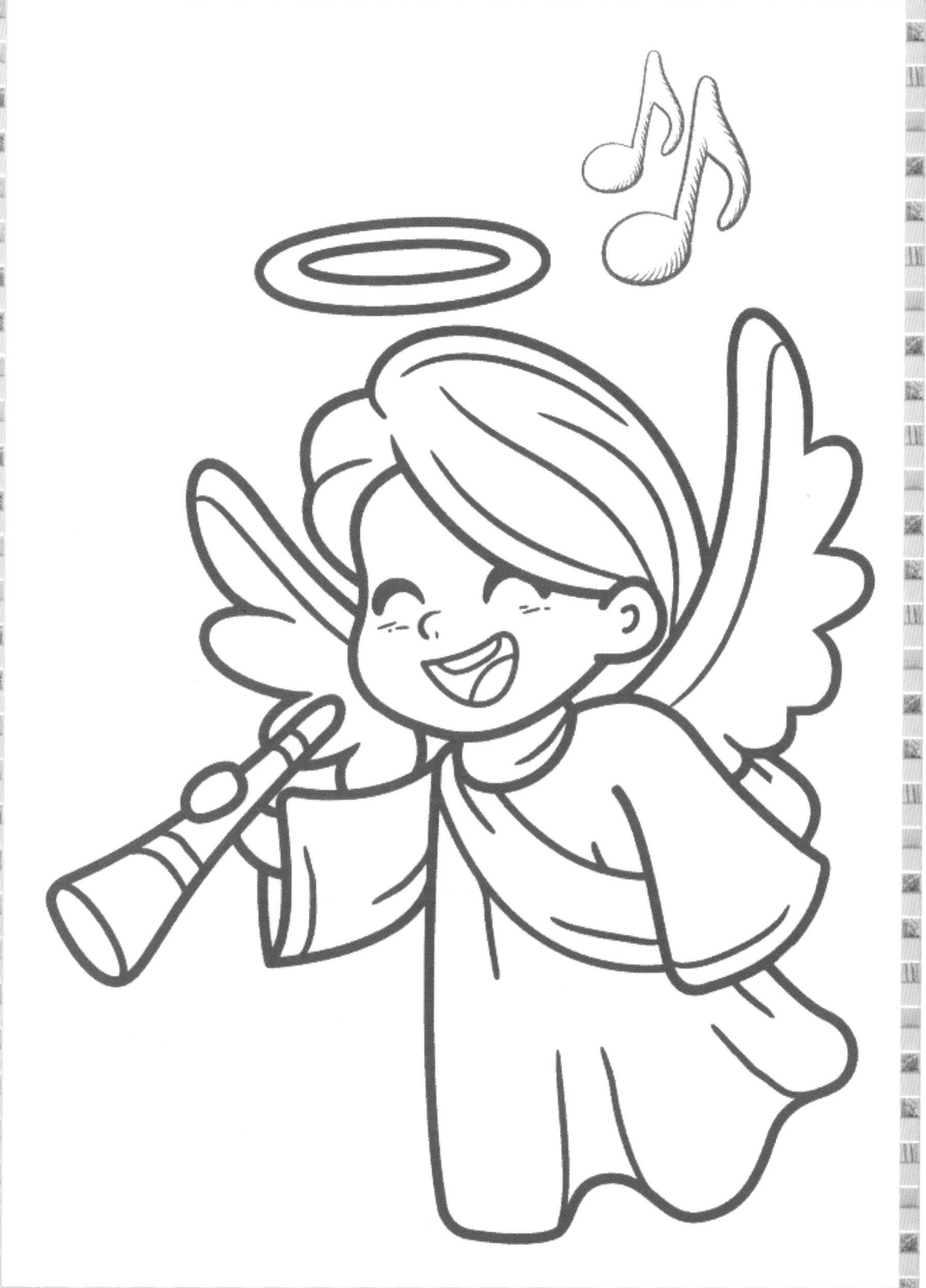

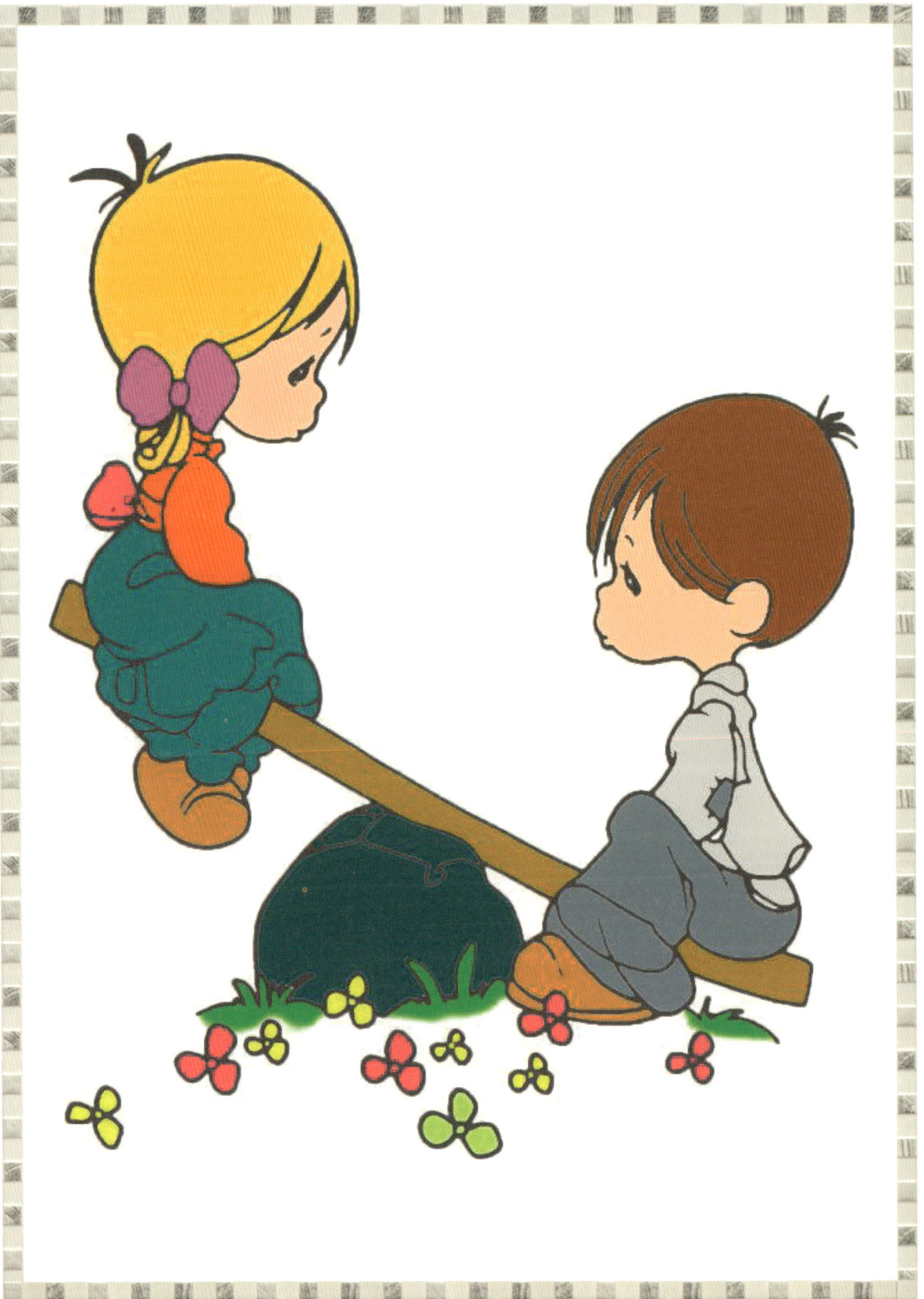

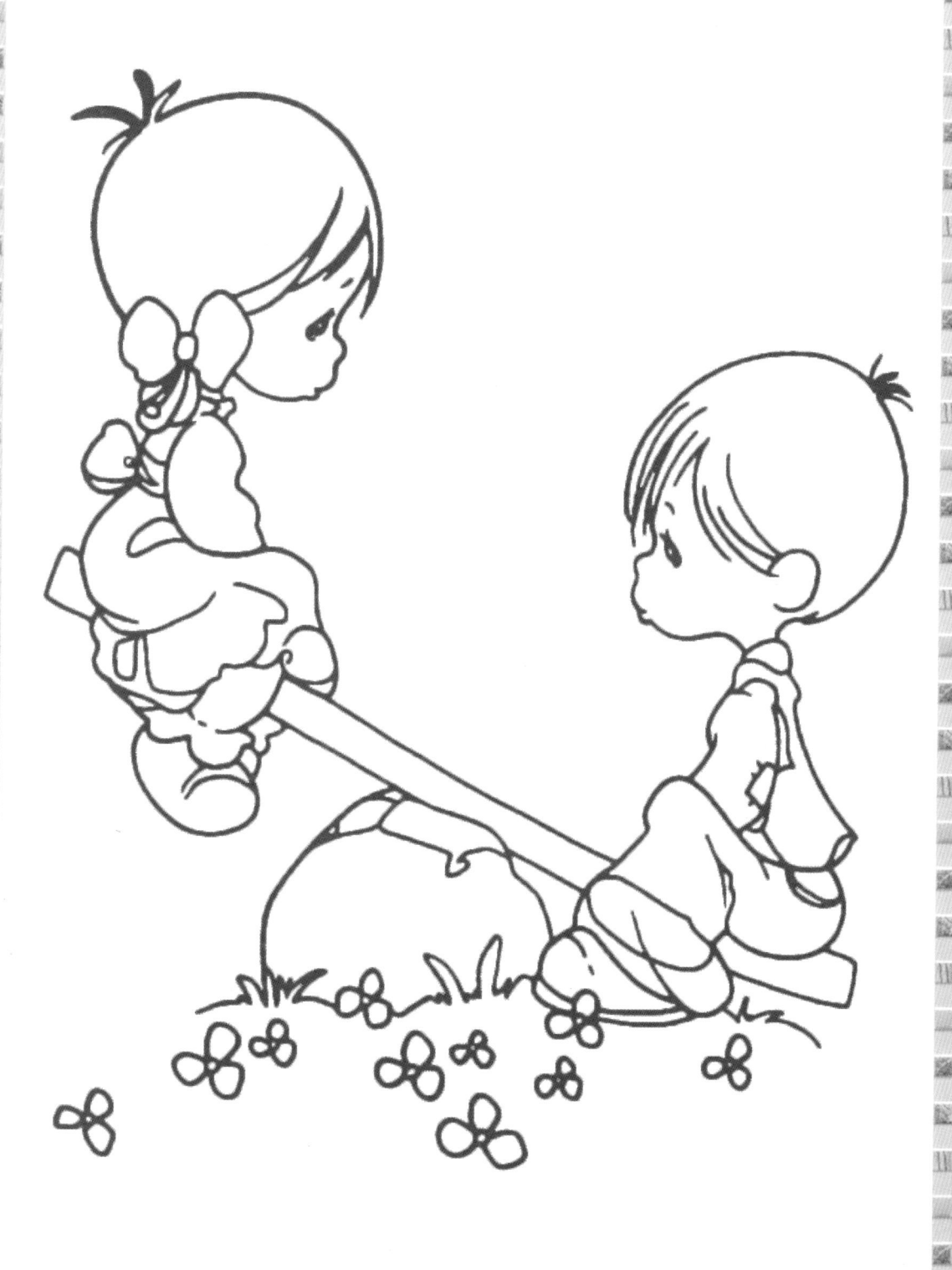

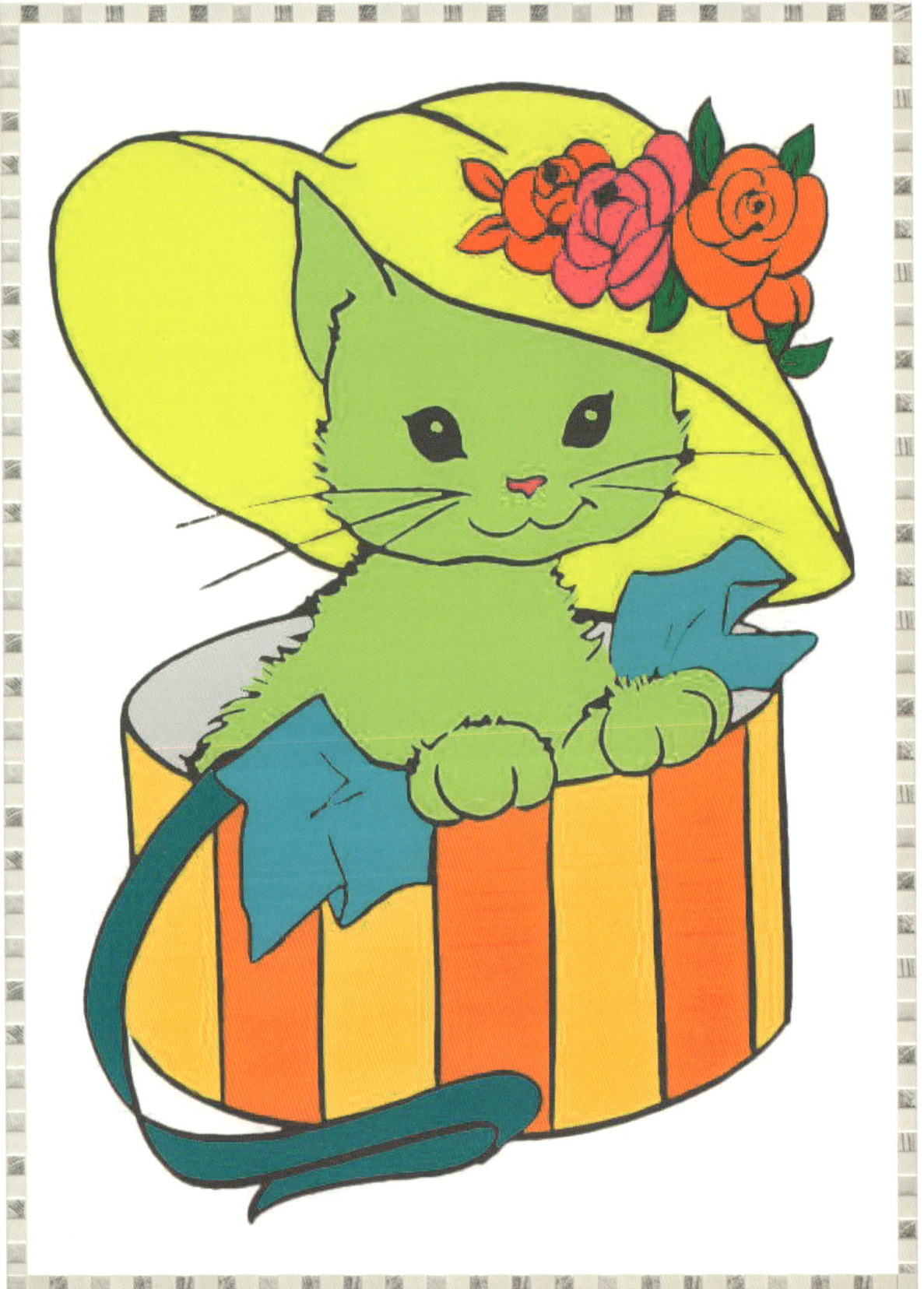

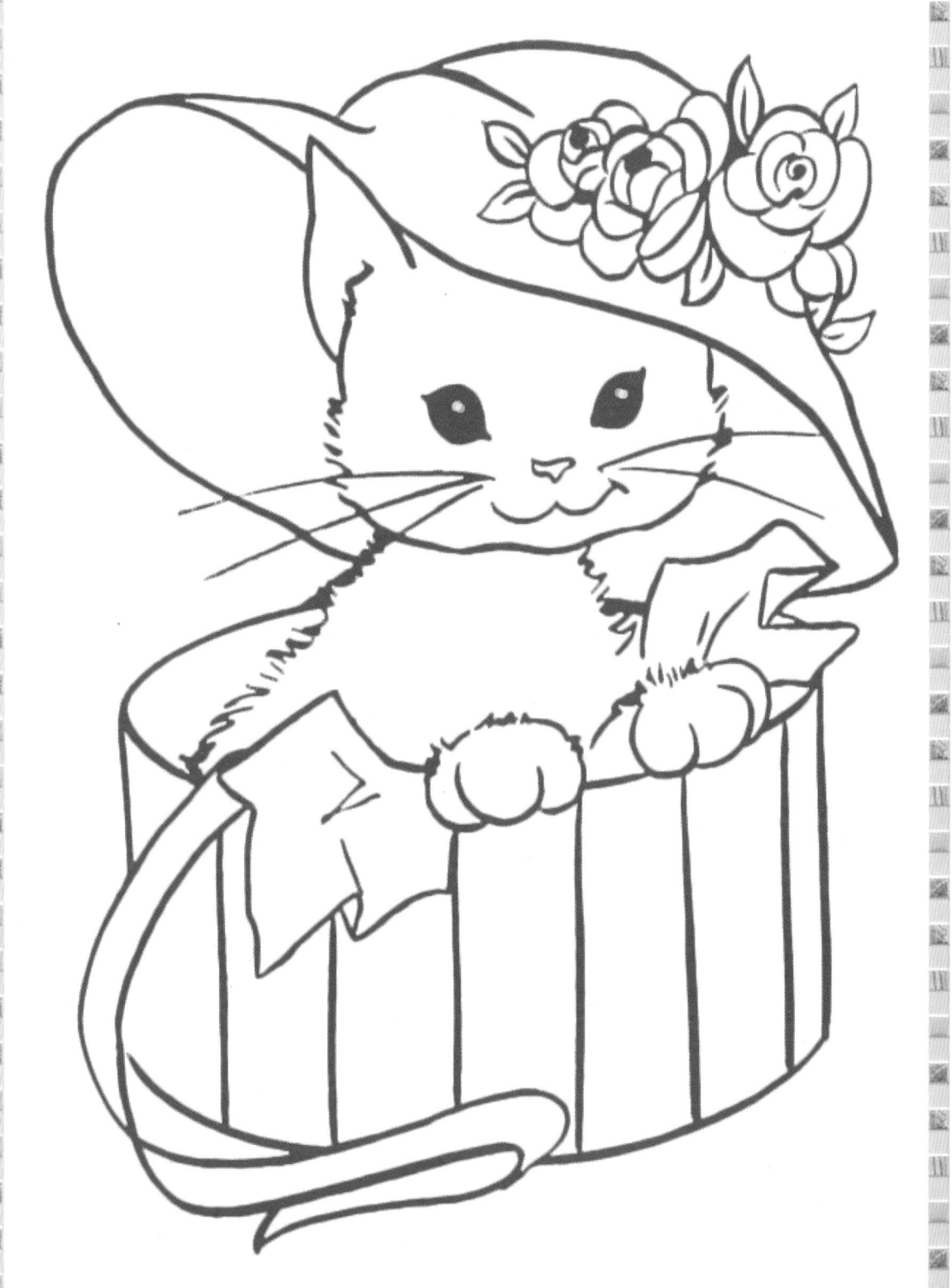

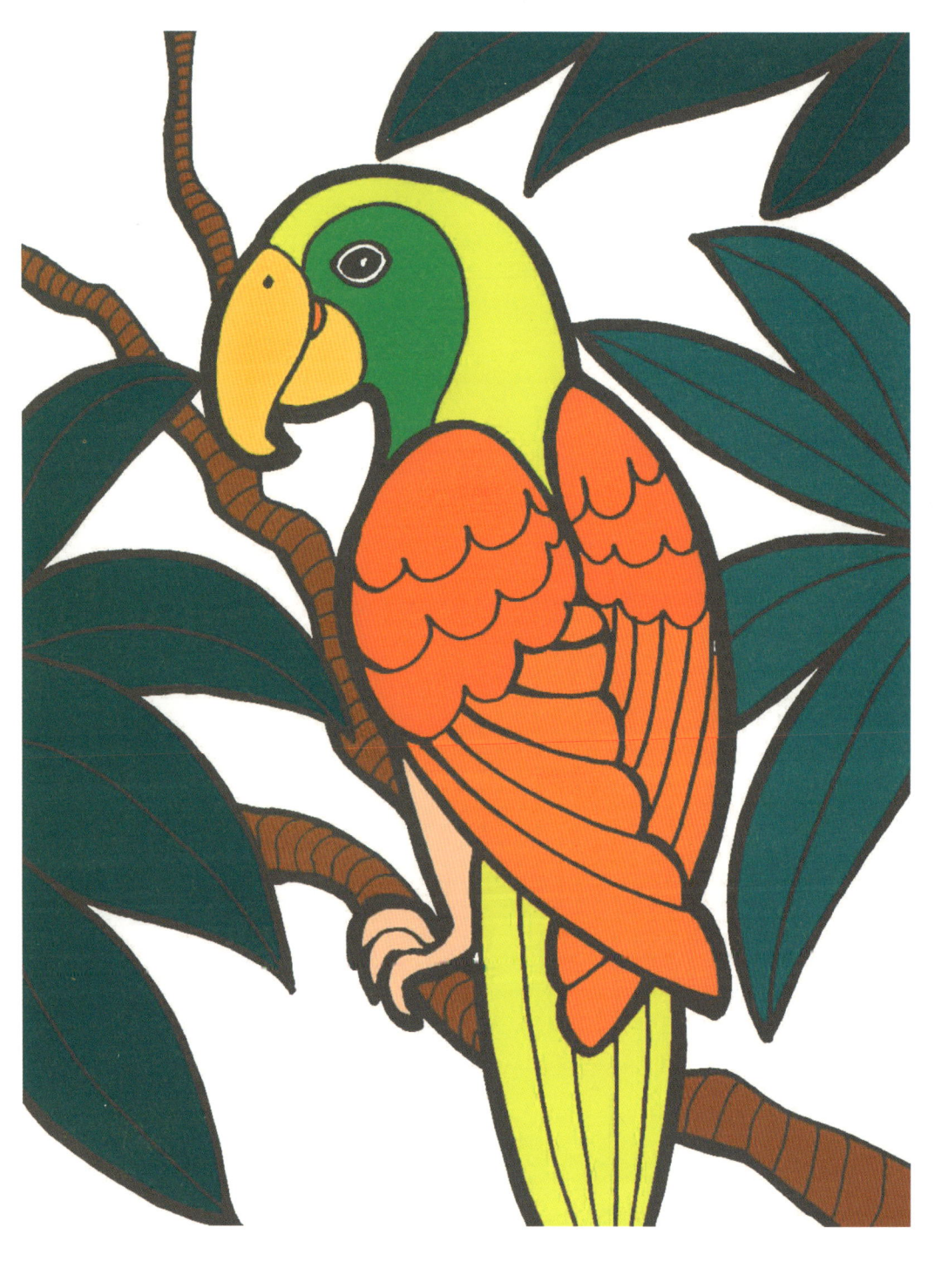

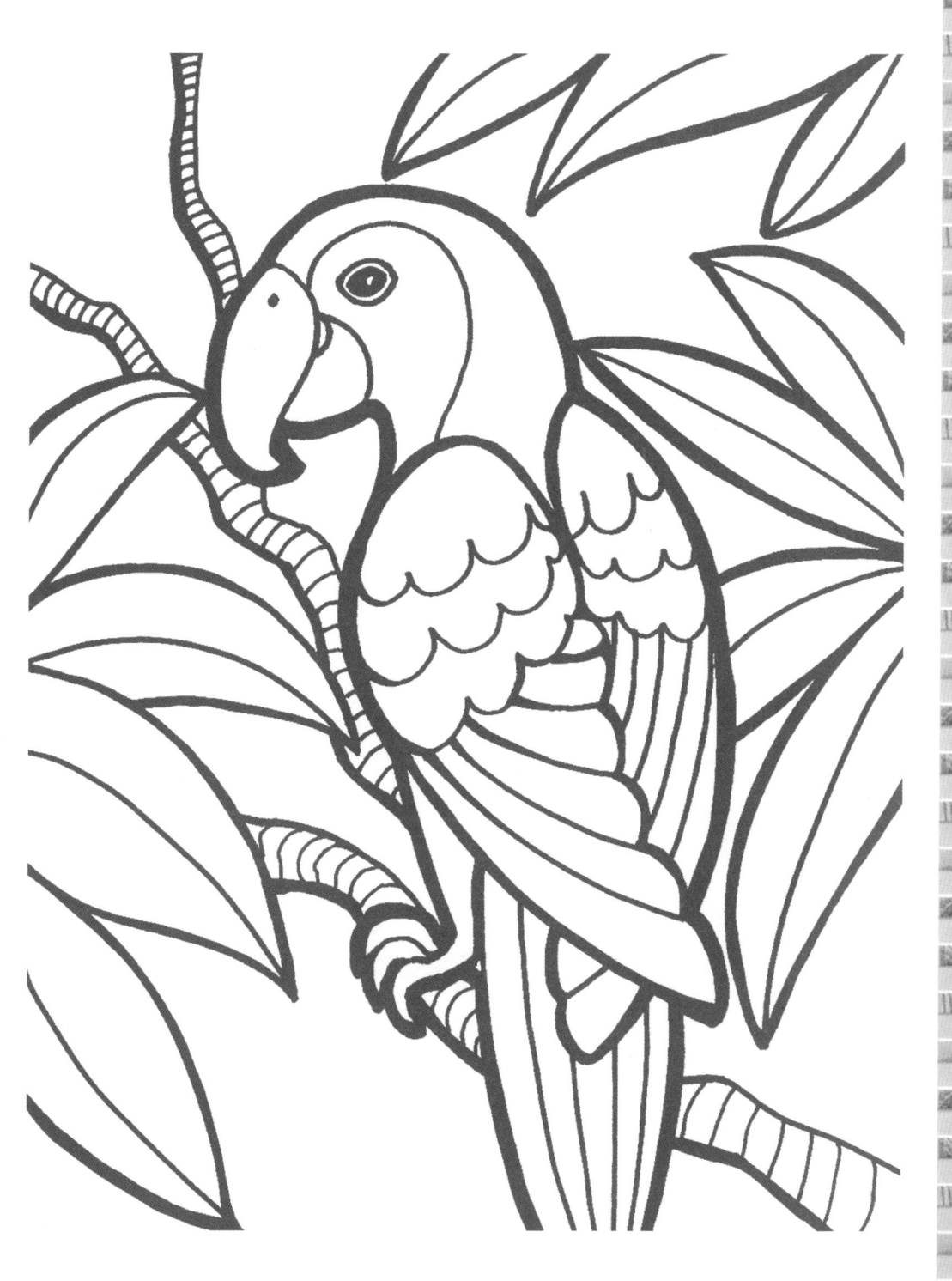

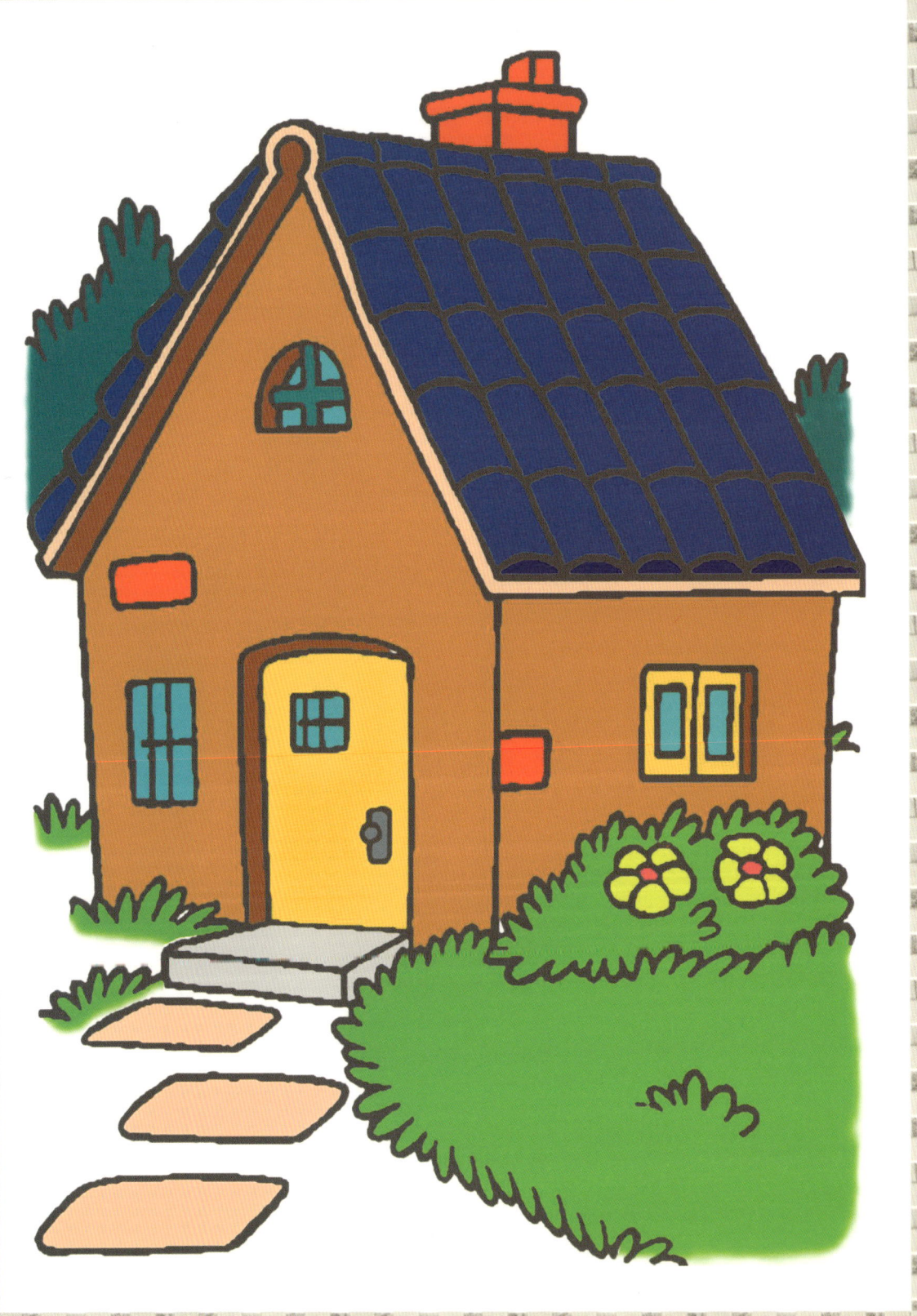

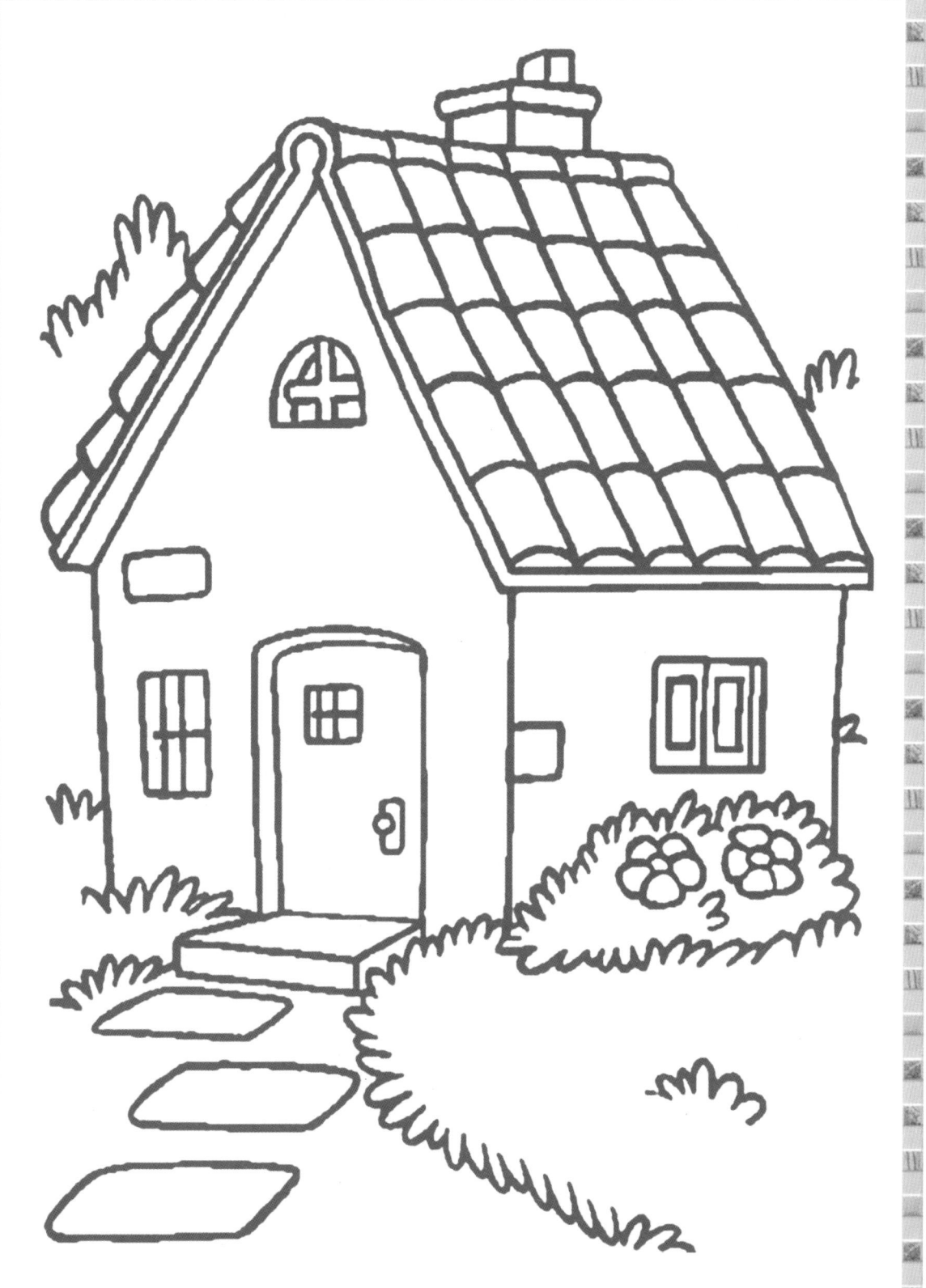

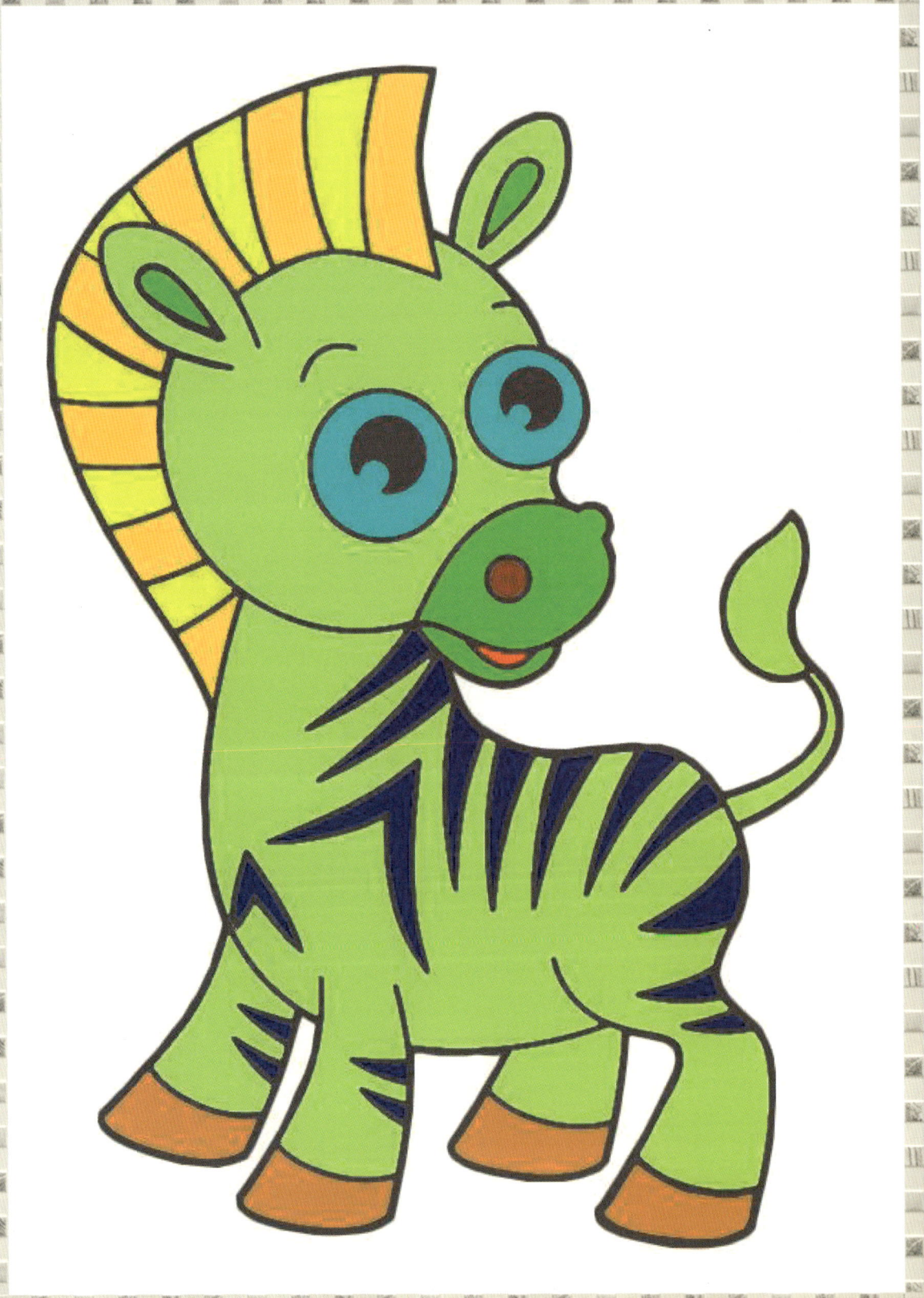

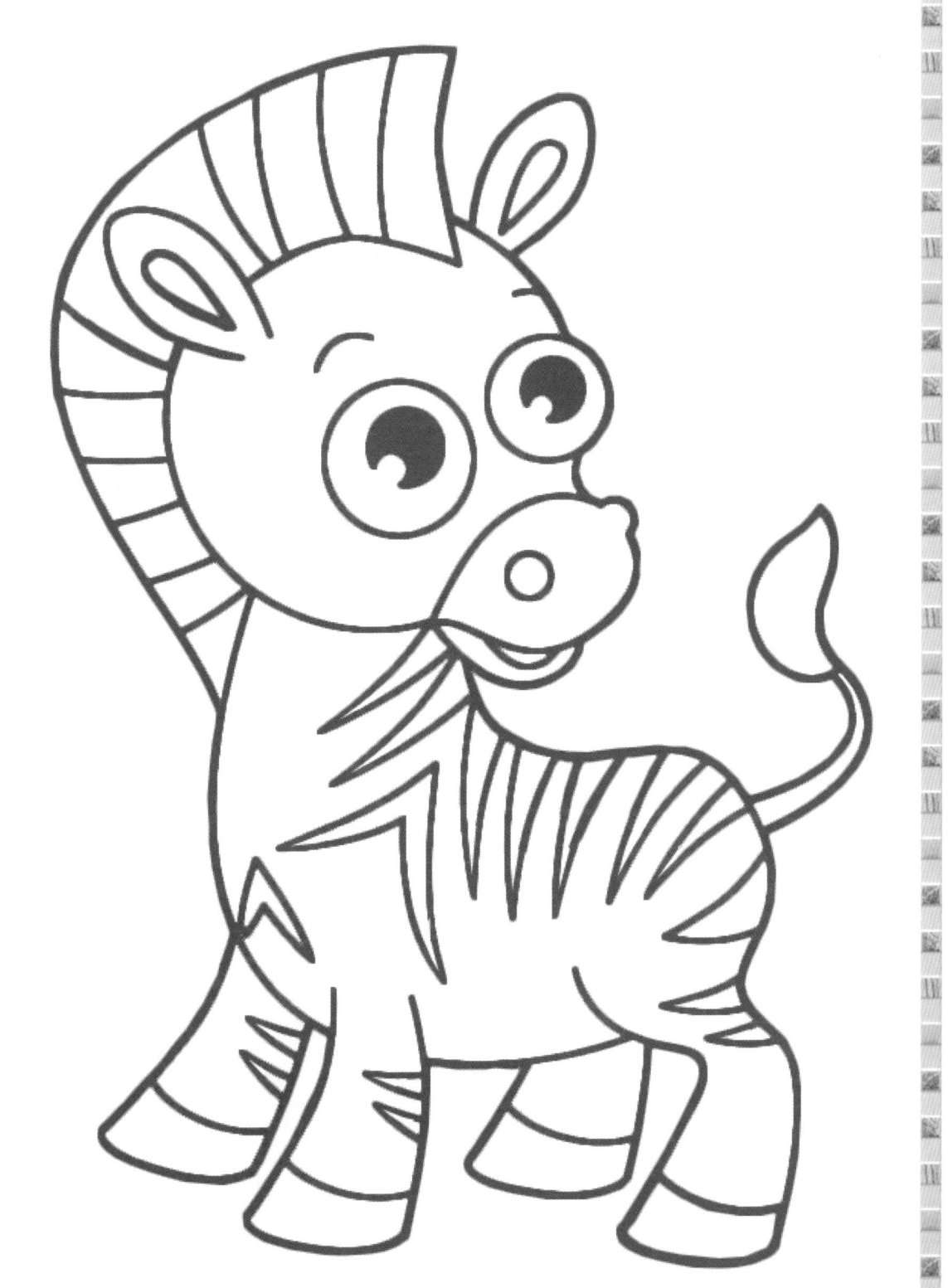

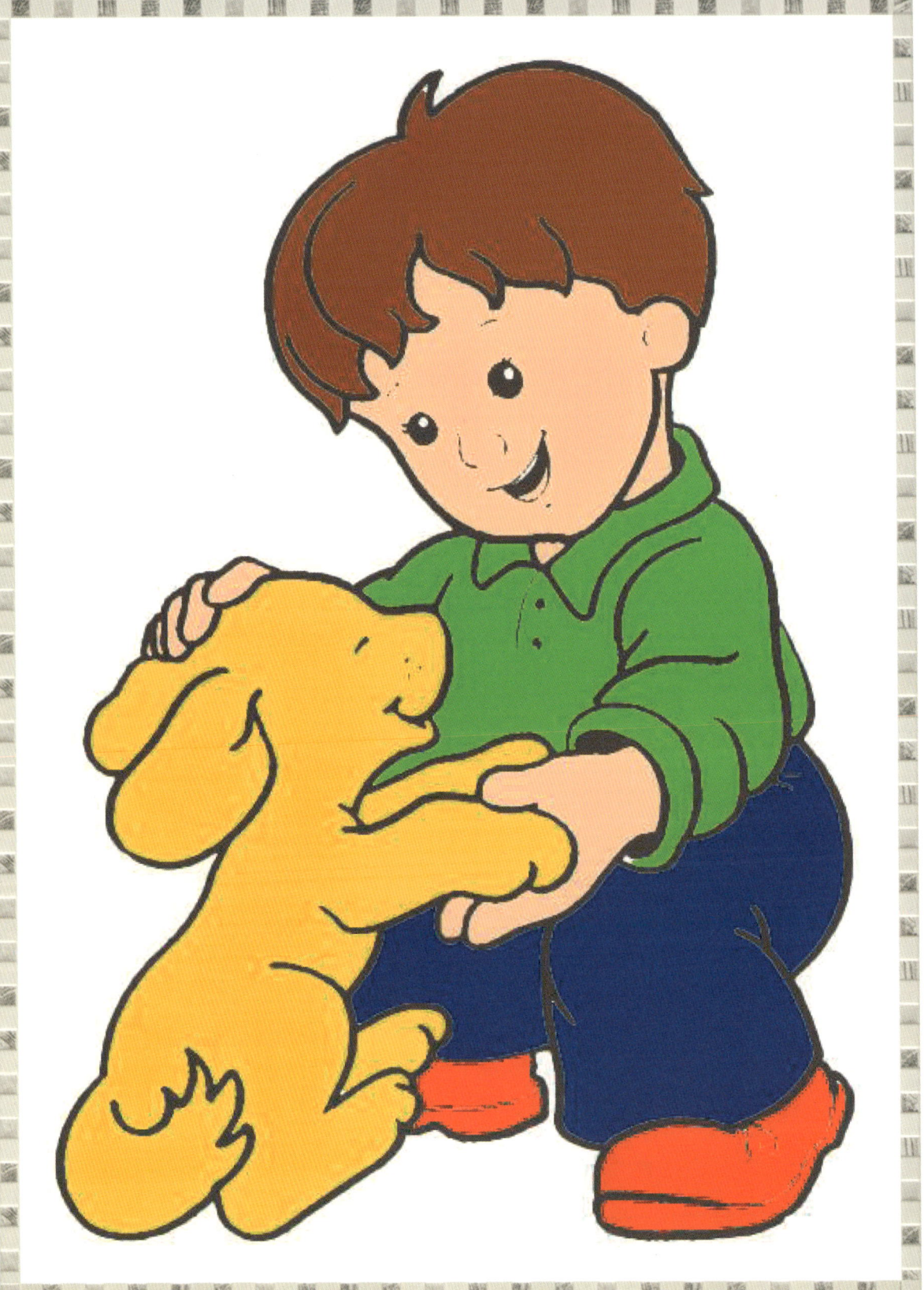

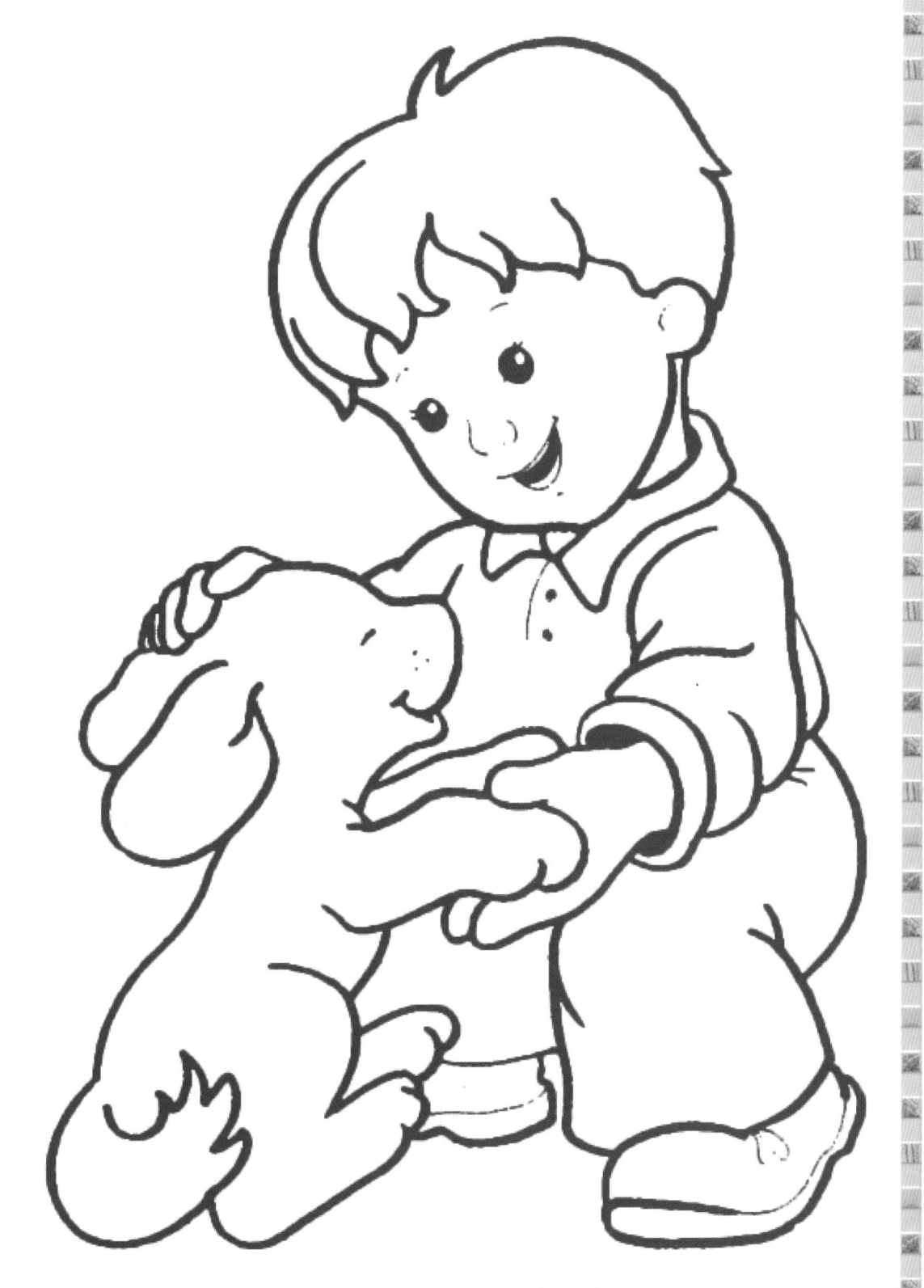

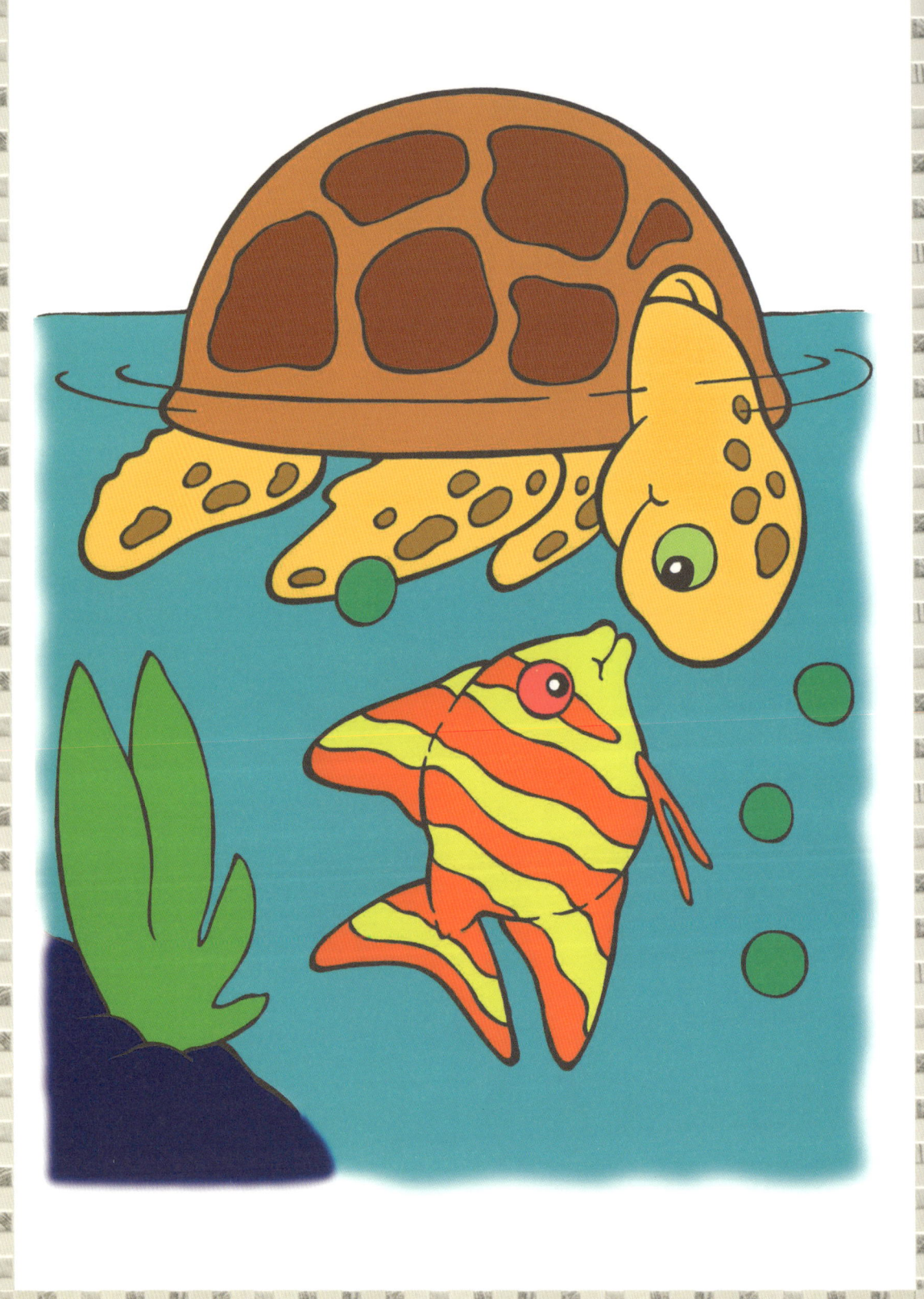

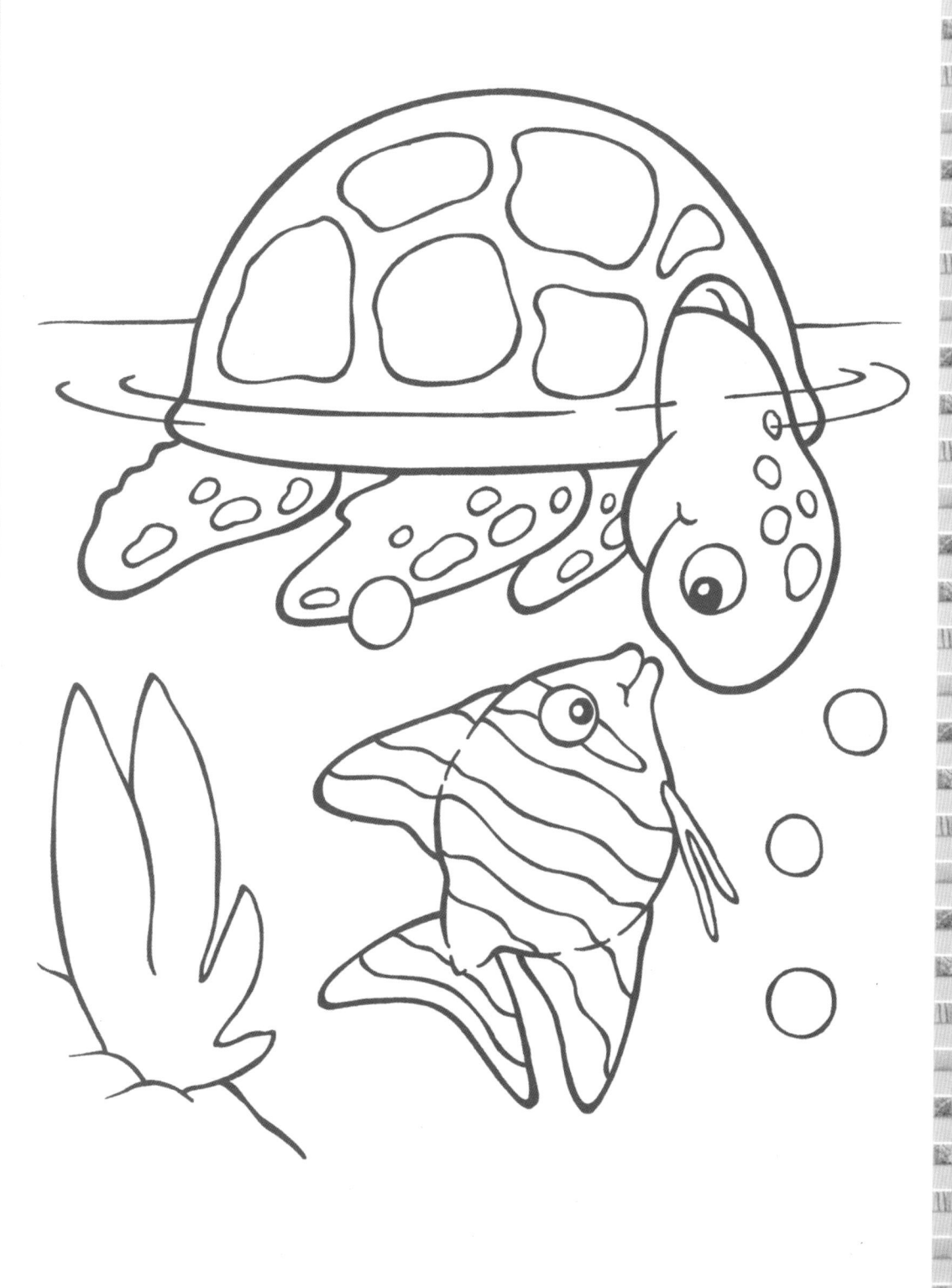

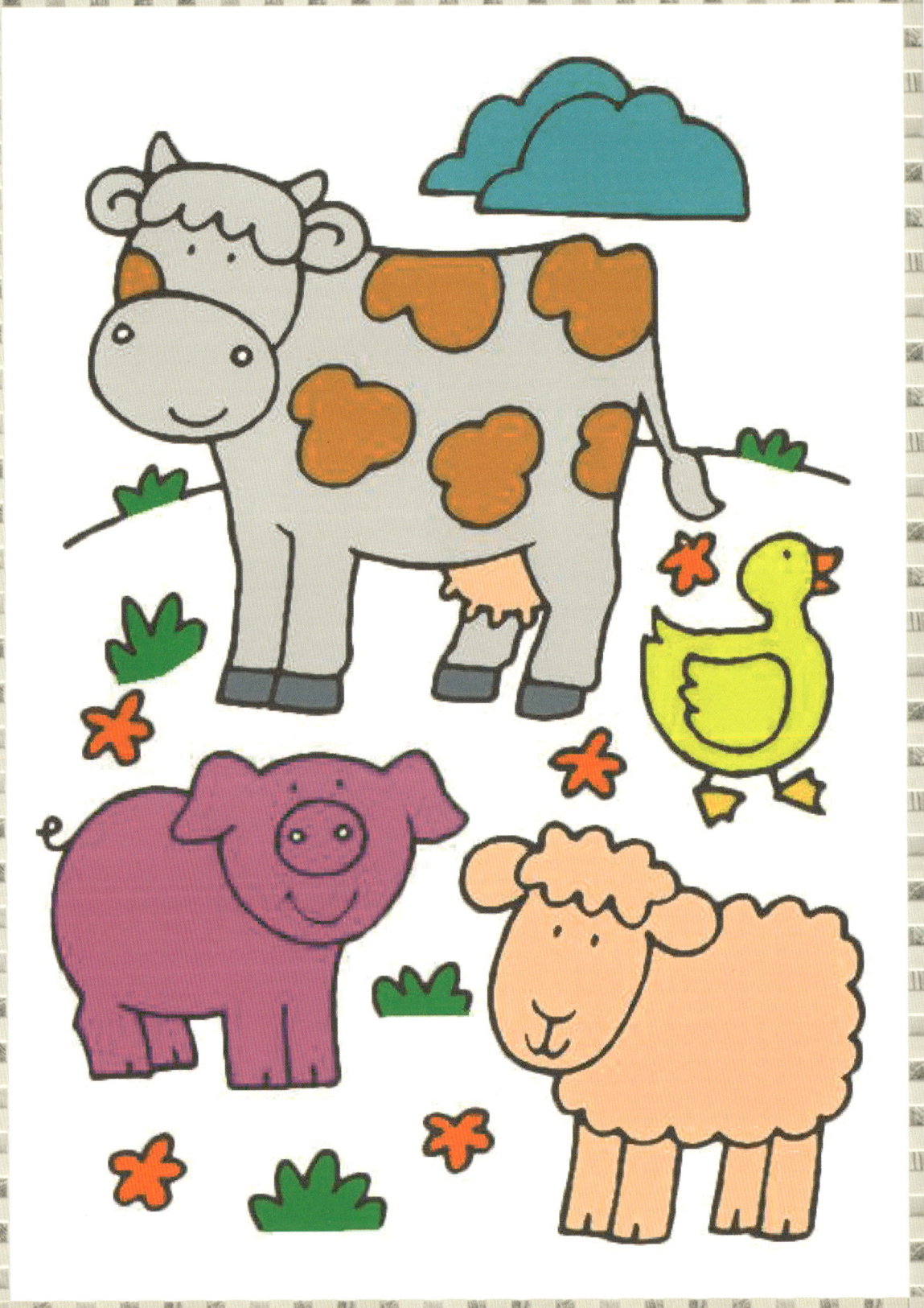

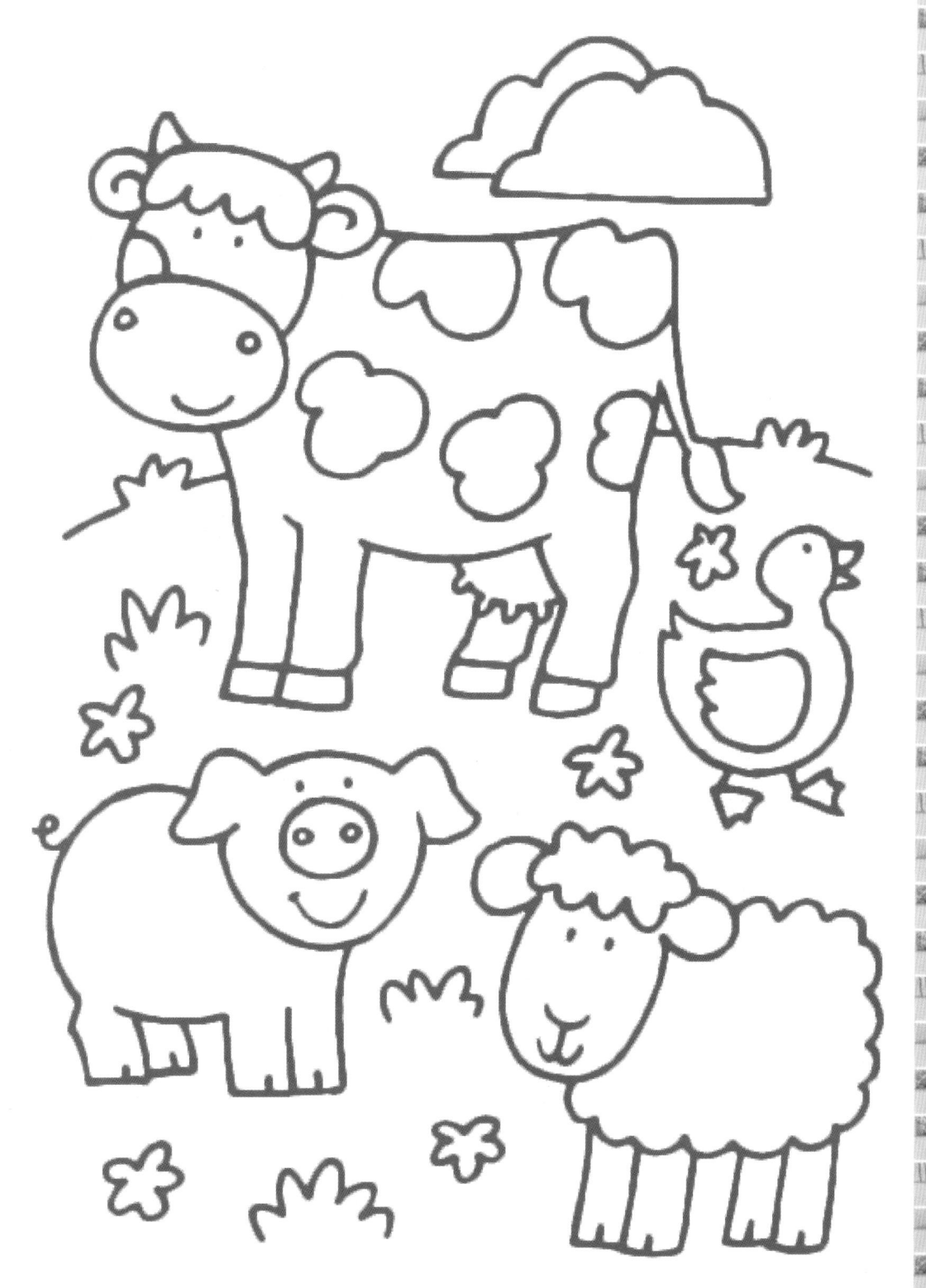

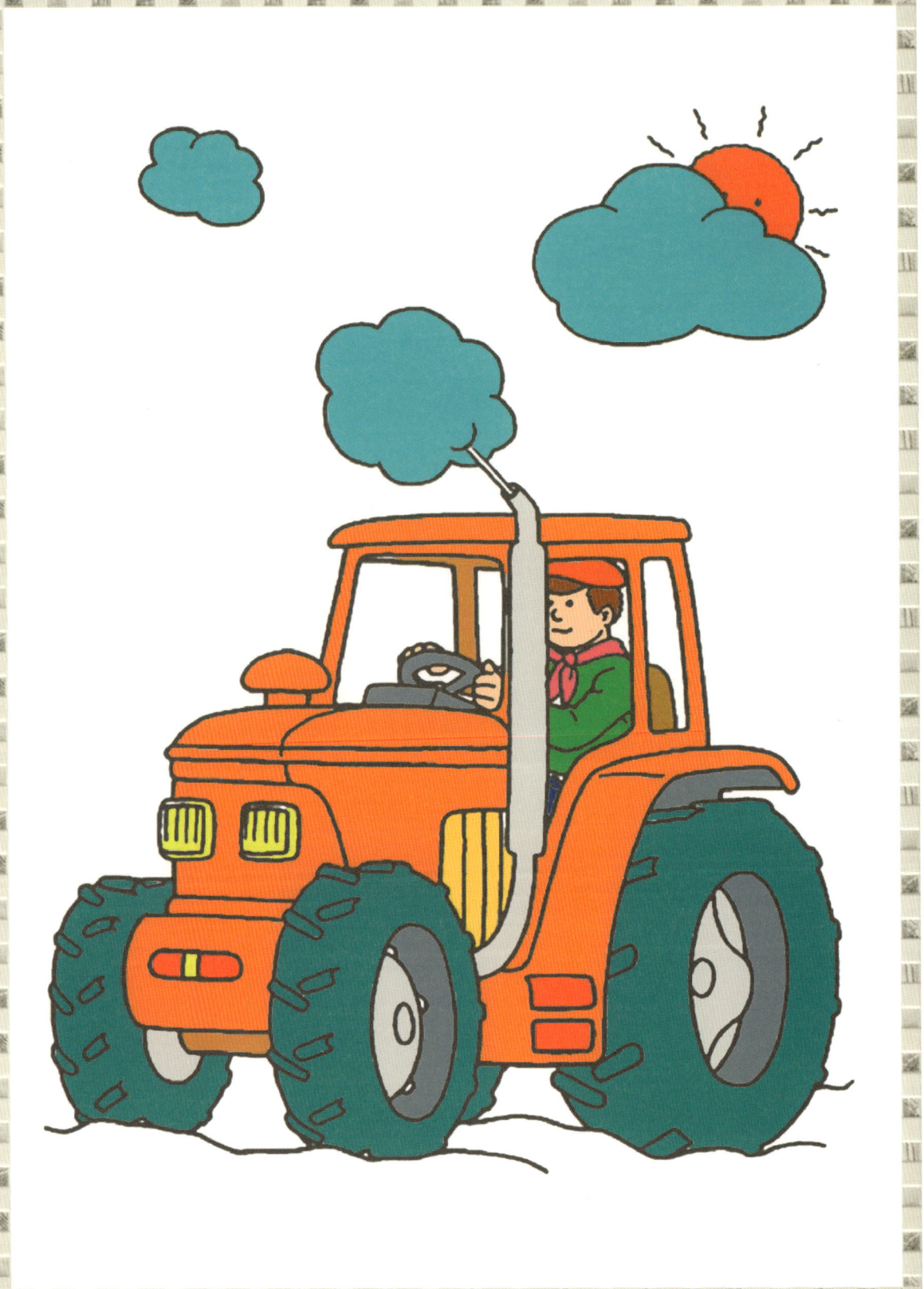

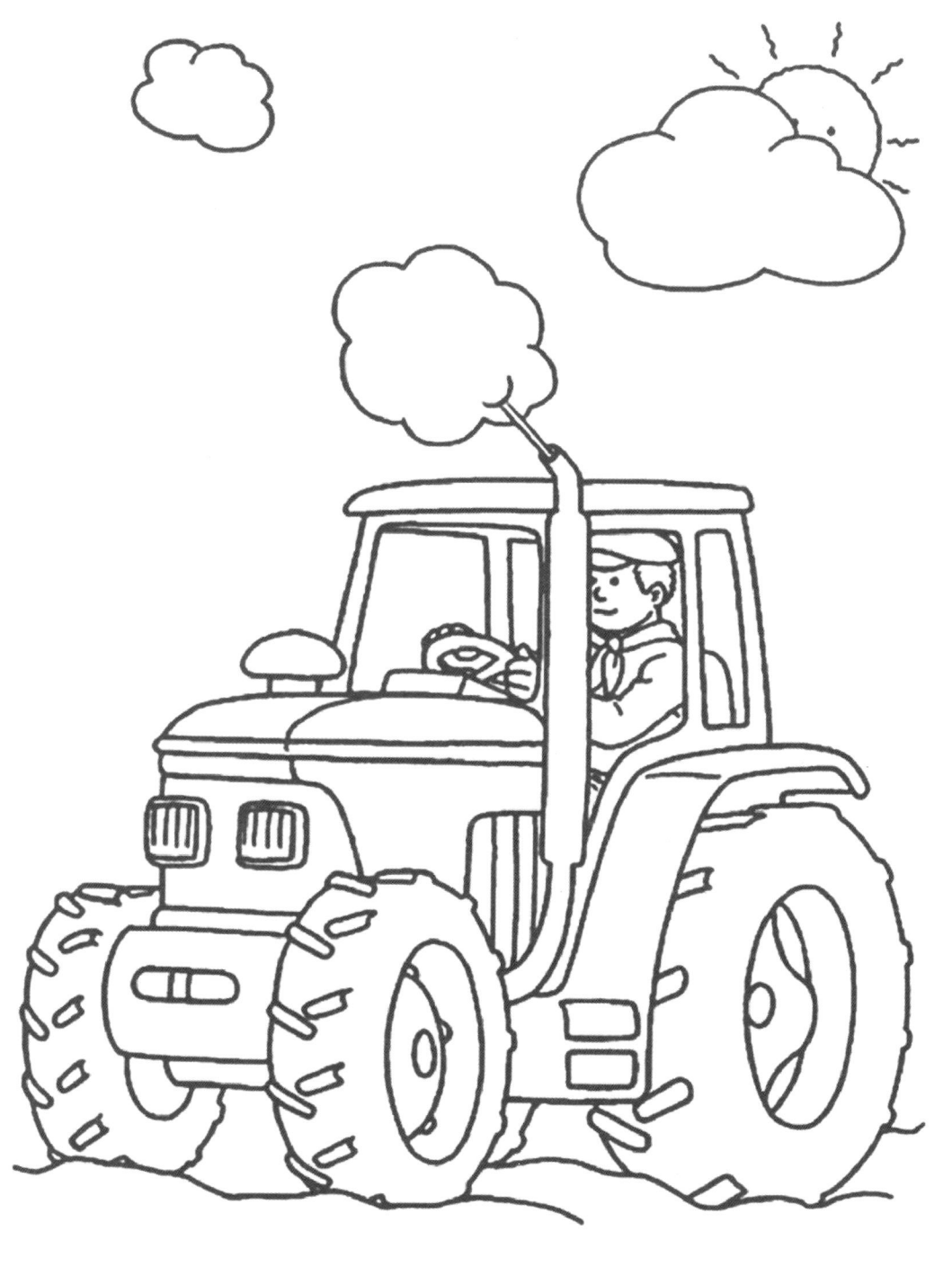

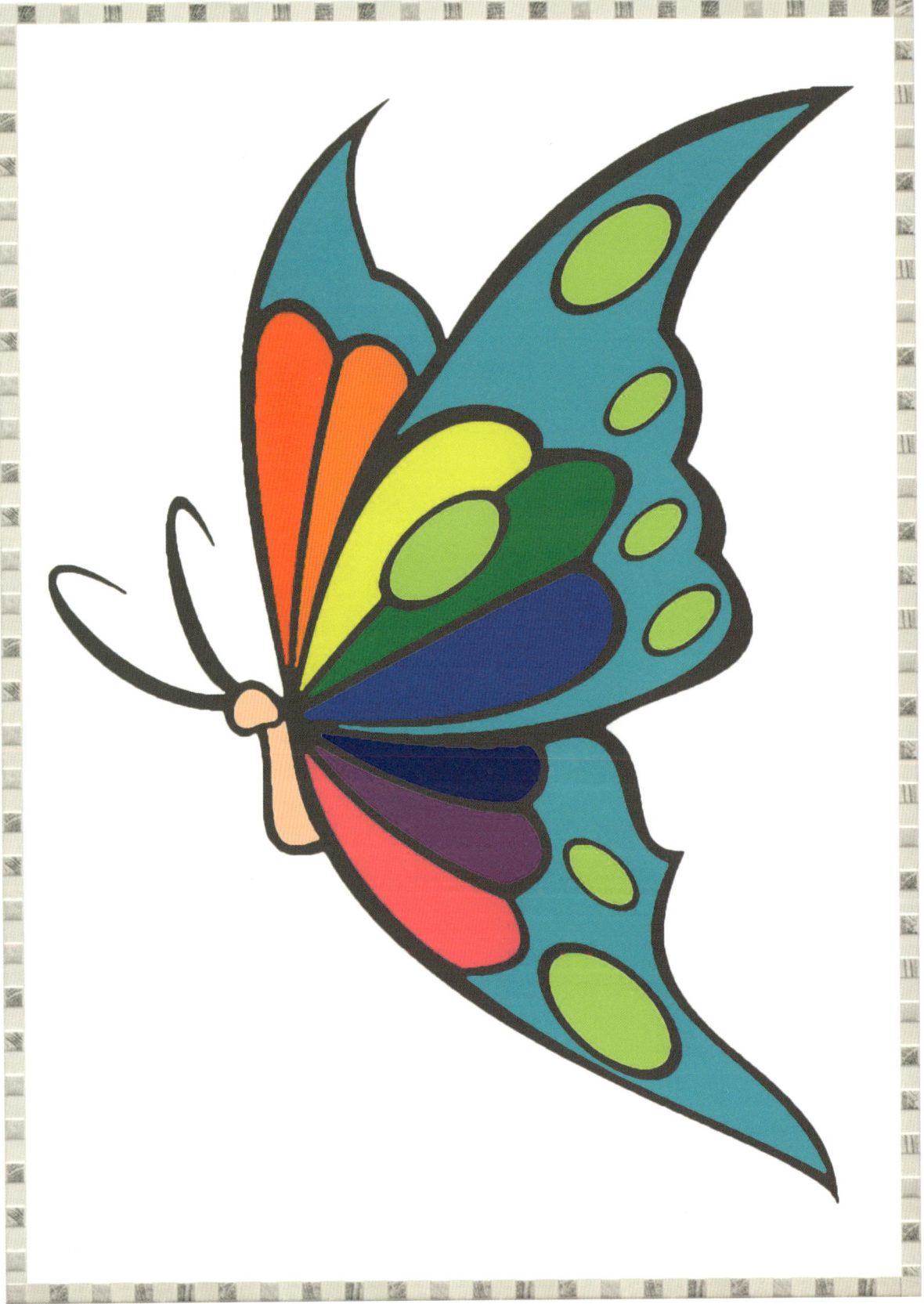

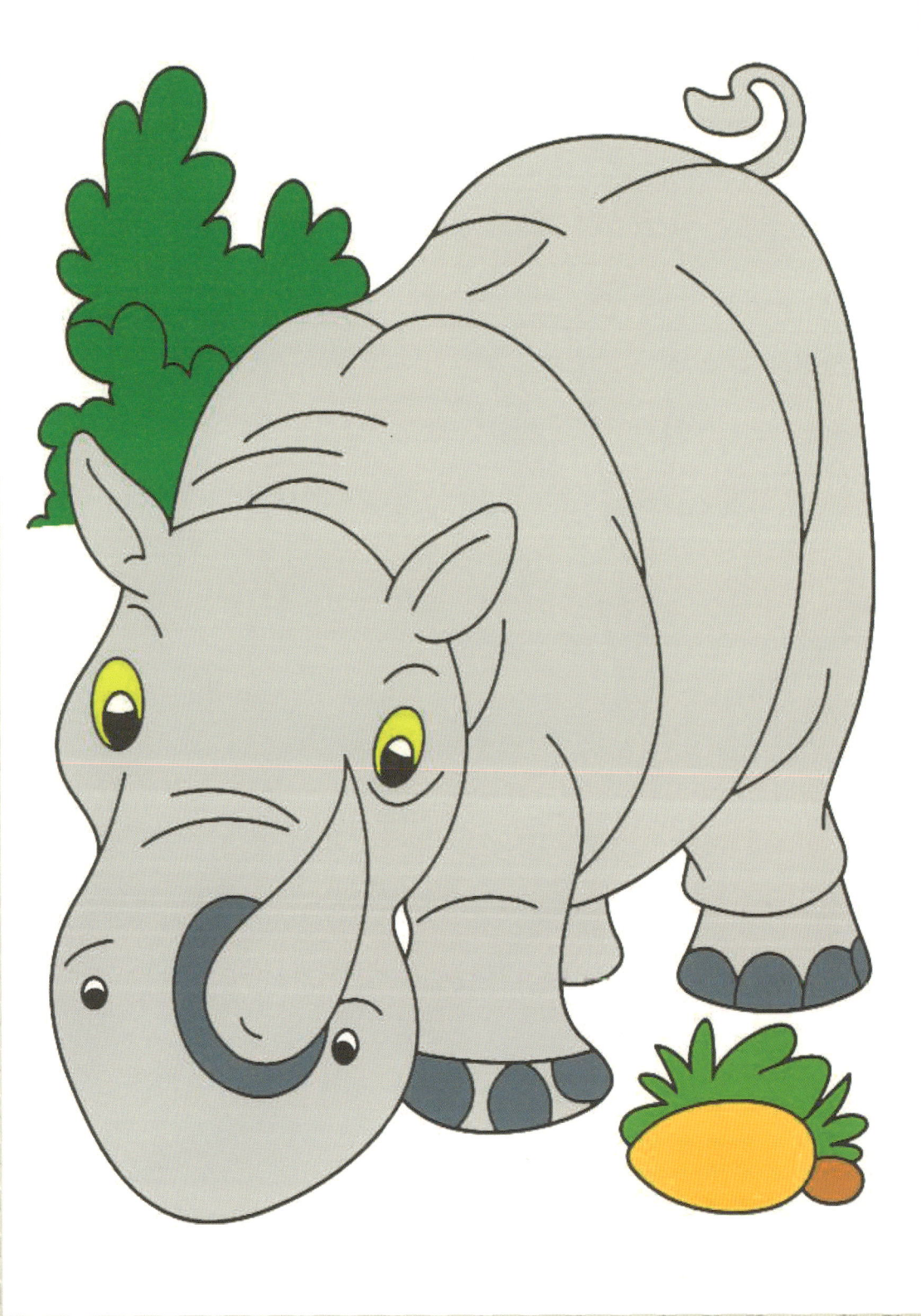

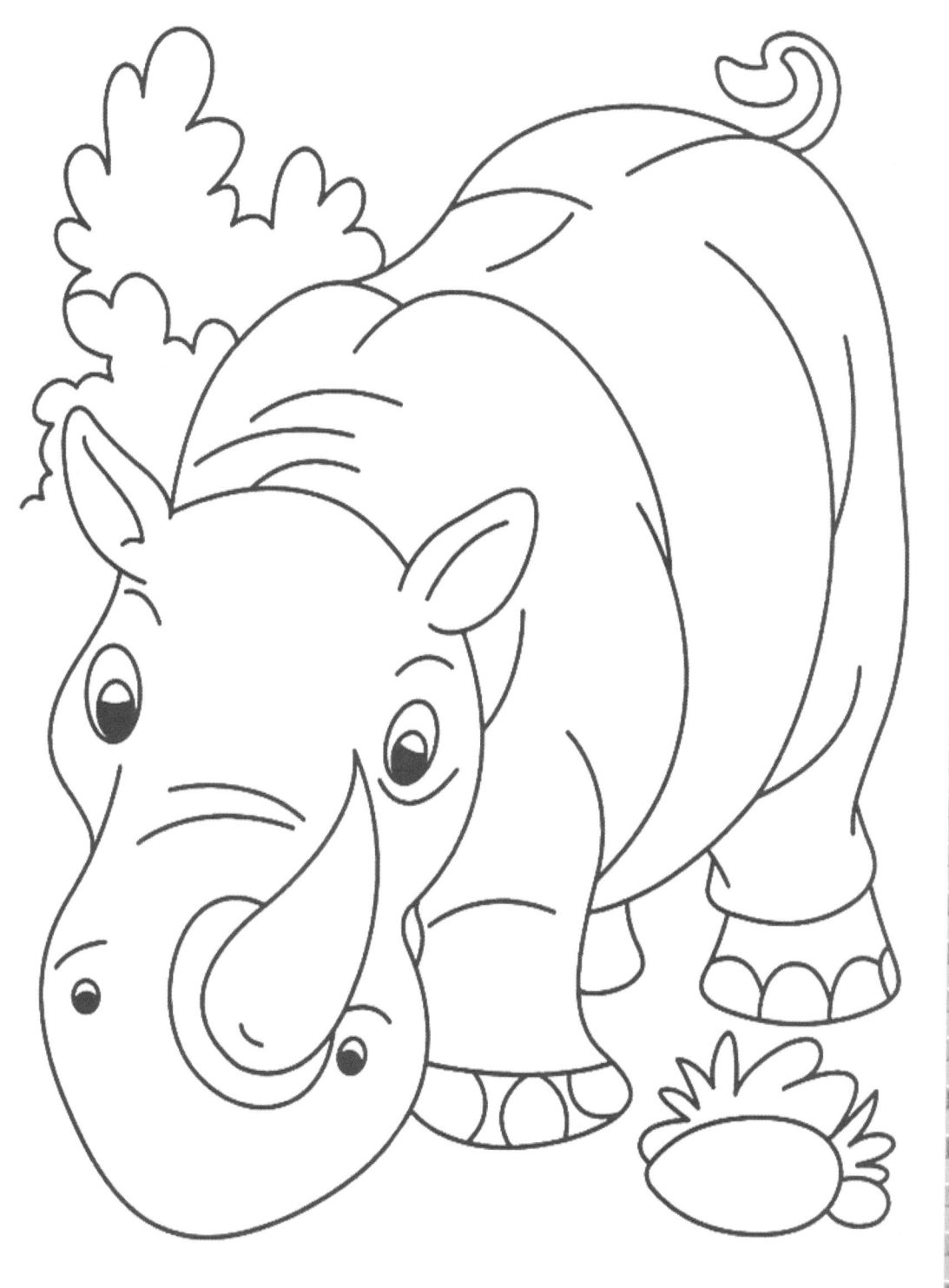

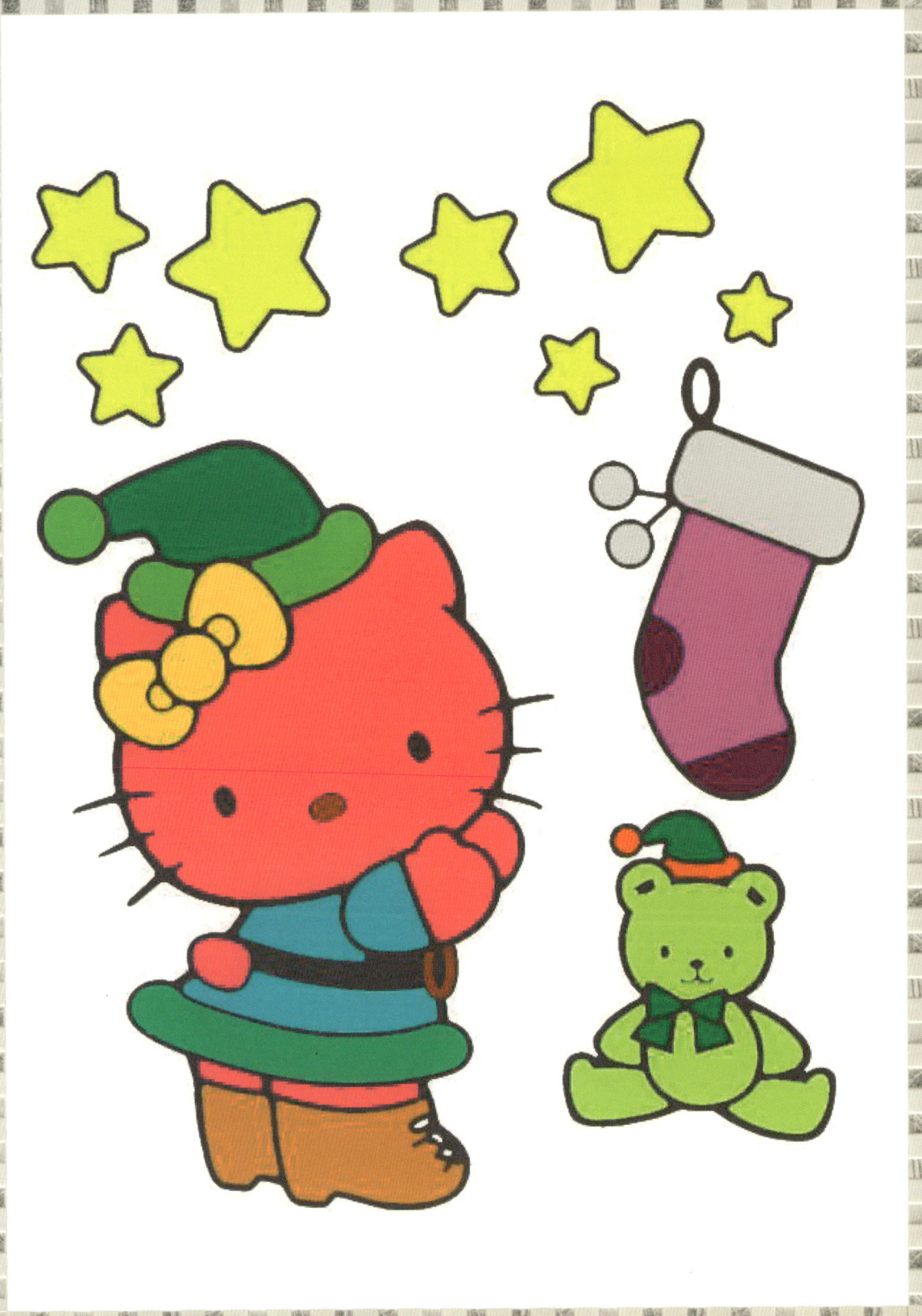

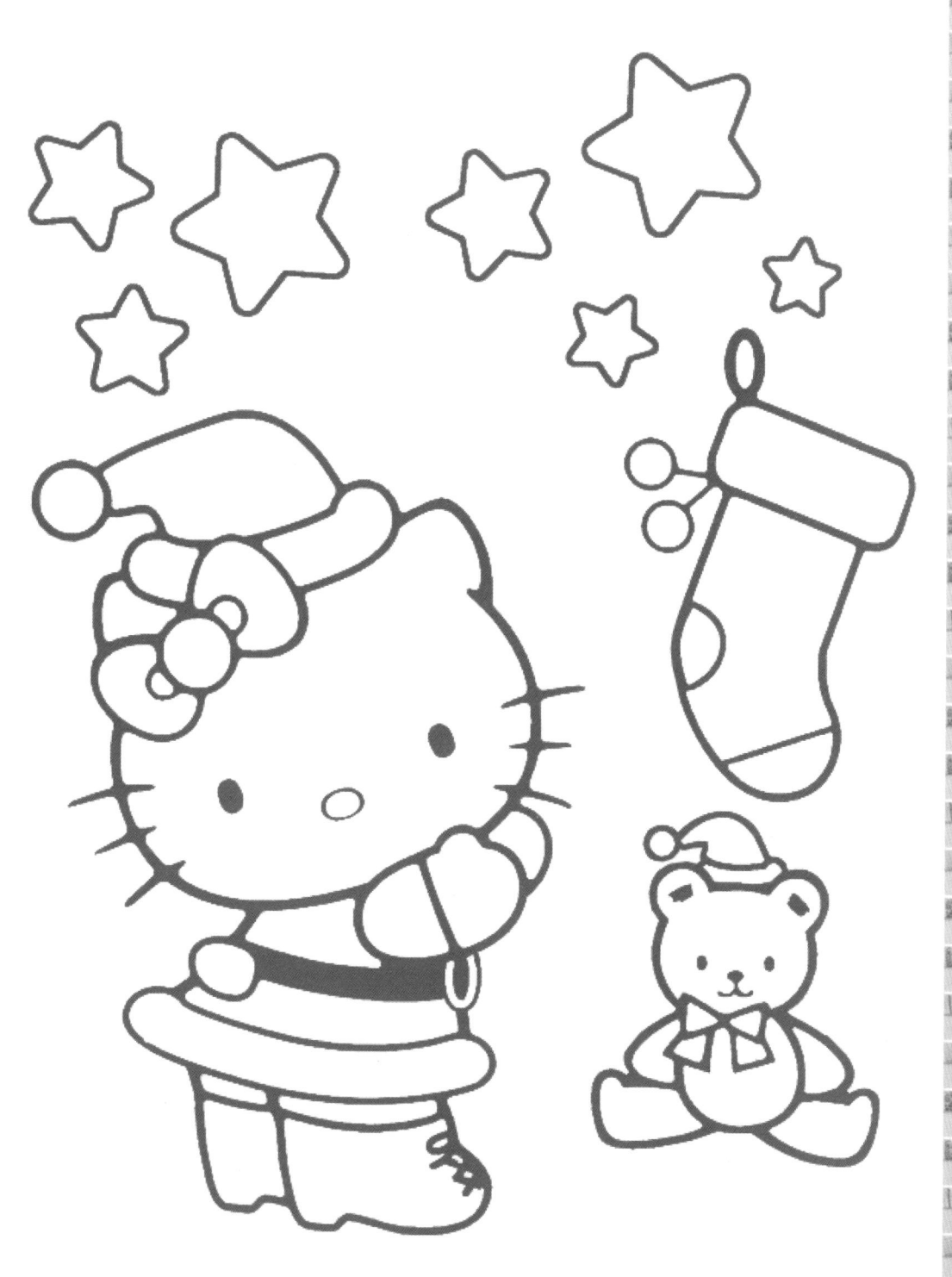

누구나 쉽게 따라 할 수 있는
그림 색칠하기

1판 3쇄 인쇄 | 2025. 2. 20.
1판 3쇄 발행 | 2025. 2. 25.

엮은이 | 김지영
펴낸이 | 윤옥임

펴낸곳 | 브라운힐
서울시 마포구 토정로 214번지 (신수동)
대표전화 (02)713-6523, 팩스 (02)3272-9702
전자우편 yun8511@hanmail.net
등록 제 10-2428호
ⓒ 2025 by Brown Hill Publishing Co. 2025, Printed in Korea

ISBN 979-11-5825-114-7 13650
값 12,000원

☞ 잘못 만들어진 책은 바꾸어 드립니다.